■ 健康教育与健康促进丛书

U0220438

传染性疾病
健康教育手册

陆 萍 周明琴 叶静芬 胡耀仁 朱育银◎主 编

Health Education Handbook of
Infectious Disease

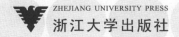

ZHEJIANG UNIVERSITY PRESS
浙江大学出版社

图书在版编目（CIP）数据

传染性疾病健康教育手册 / 陆萍等主编. — 杭州：
浙江大学出版社，2019.7
ISBN 978-7-308-19247-7

Ⅰ.①传… Ⅱ.①陆… Ⅲ.①传染病－健康教育－手
册 Ⅳ.①R51-62

中国版本图书馆CIP数据核字(2019)第118036号

传染性疾病健康教育手册

陆　萍　　周明琴　　叶静芬　　胡耀仁　　朱育银　　主编

选题策划	张　鸽
责任编辑	董晓燕　张　鸽
责任校对	殷晓彤
封面设计	黄晓意
出版发行	浙江大学出版社
	（杭州市天目山路148号　邮政编码310007）
	（网址：http://www.zjupress.com）
排　　版	杭州兴邦电子印务有限公司
印　　刷	浙江省邮电印刷股份有限公司
开　　本	880mm×1230mm　1/32
印　　张	7.25
字　　数	145千
版 印 次	2019年7月第1版　2019年7月第1次印刷
书　　号	ISBN 978-7-308-19247-7
定　　价	35.00元

《传染性疾病健康教育手册》
编委会

前　言

经过几代人的努力,我国在传染病防治方面取得了巨大的成绩,天花已被消灭,其他如黑热病、麻疹等疾病发病率明显下降。但是,随着时代的变化,主动免疫接种与被动病原感染形成的人群的免疫屏障在不断变化。病原体也在不断适应新的环境,有的发生变异而形成超级耐药毒株。随着商贸、交通与旅游业的发展,全球一体化进程加快,"地球村"已名副其实,但这也给传染病防控带来了新的挑战,全球范围内随时会有新发传染病或原有的传染病重新流行,甚至有异地大范围暴发的可能。传染病的防控形势依然严峻,结核病、艾滋病、病毒性肝炎等传染病的控制目前仍是我国重大的公共卫生问题。传染病无国界,境外突发急性传染病输入我国的风险在不断增加。2003年严重急性呼吸综合征(severe acute respiratory syndrome, SARS)、2005年四川省人感染猪链球菌病、2008年手足口病、2009年甲型H1N1流感大流行、2013年人感染H7N9禽流感和2015年中东呼吸综合征输入等重大疫情历历在目,2014年经受了西非埃博拉出血热疫情随时可能传入的严峻考验。近年来,鼠疫、登革热、人感染

H5N1 和 H5N6 高致病性禽流感等传染病疫情再现或新发。因此,作为一名医护人员,不但要有与传染病长期做斗争的心理准备,同时还要知晓各类传染病发生、发展的规律及预防和控制措施。由此,中国科学院大学宁波华美医院(宁波市第二医院)传染科护理团队梳理和总结多年临床护理实践经验,并通过与临床医生讨论,对其进行改进,编写了本书。本书通过文字、图片的方式阐述了传染性疾病的流行病学、临床表现、健康宣教、预防指导等内容,具有一定的科学性和实用性,有助于指导护理人员临床实践。希望通过医护人员的健康教育与健康促进措施,患者的健康观念能够日益更新,自我预防与自我保护能力不断提升,使传染病的传播得到有效遏制。

本书不但对传染病的消毒隔离、标准预防、诊疗操作等做了基本介绍,对以往常见传染病做了详细阐述,还对部分新发或可能输入的传染病,如SARS、人感染 H7N9 禽流感、埃博拉出血热等也进行了详细介绍。本书内容新颖、实用,查阅方便,希望能给广大医务工作者的临床工作带来参考和指导。

胡耀仁

2019 年 4 月

目 录

第一章　患者共识　　　　　　　　　　　　001

　第一节　洗　手　　　　　　　　　　　002

　第二节　标准预防　　　　　　　　　　005

　第三节　隔　离　　　　　　　　　　　010

　第四节　传染病患者的饮食　　　　　　015

　第五节　吸烟对健康的危害　　　　　　023

　第六节　用药安全　　　　　　　　　　029

　第七节　预防跌倒　　　　　　　　　　031

　第八节　预防压力性损伤　　　　　　　032

第二章　传染性疾病常见检查　　　　　　047

　第一节　纤维支气管镜　　　　　　　　048

　第二节　胃　镜　　　　　　　　　　　052

　第三节　食道造影　　　　　　　　　　056

　第四节　肠　镜　　　　　　　　　　　058

　第五节　电子计算机断层扫描　　　　　063

第六节　磁共振成像　　　　　　　　　　　067

第七节　超声检查　　　　　　　　　　　　071

第八节　肝功能剪切波量化超声　　　　　　073

第三章　传染性疾病常见治疗技术　　　　　075

第一节　肝脏穿刺术　　　　　　　　　　　076

第二节　肝动脉化疗栓塞　　　　　　　　　079

第三节　无水酒精术　　　　　　　　　　　084

第四节　腹水浓缩回输术　　　　　　　　　086

第五节　自体外周血干细胞移植术　　　　　090

第六节　人工肝血浆置换术　　　　　　　　093

第七节　内镜下硬化剂注射术　　　　　　　097

第八节　射频消融术　　　　　　　　　　　101

第九节　放射性粒子置入术　　　　　　　　105

第四章　病毒性传染病　　　　　　　　　　109

第一节　病毒性肝炎　　　　　　　　　　　110

第二节　艾滋病　　　　　　　　　　　　　114

第三节　狂犬病　　　　　　　　　　　　　118

第四节　流行性出血热　　　　　　　　　　123

第五节　流行性乙型脑炎　　　　　　　　　127

第六节　麻　疹　　　　　　　　　　　　　131

第七节　水　痘　　　　　　　　　　　　　　134

第八节　流行性腮腺炎　　　　　　　　　　　137

第九节　流行性感冒　　　　　　　　　　　　139

第十节　严重急性呼吸综合征　　　　　　　　143

第十一节　人感染 H7N9 禽流感　　　　　　146

第十二节　手足口病　　　　　　　　　　　　148

第十三节　埃博拉出血热　　　　　　　　　　152

第十四节　登革热和登革出血热　　　　　　　155

第十五节　急性出血性眼结膜炎　　　　　　　159

第五章　细菌性传染病　　　　　　　　　　　　163

第一节　肺结核　　　　　　　　　　　　　　164

第二节　伤　寒　　　　　　　　　　　　　　168

第三节　细菌性痢疾　　　　　　　　　　　　171

第四节　霍　乱　　　　　　　　　　　　　　175

第五节　流行性脑脊髓膜炎　　　　　　　　　179

第六节　猩红热　　　　　　　　　　　　　　183

第七节　细菌性食物中毒　　　　　　　　　　185

第八节　布鲁菌病　　　　　　　　　　　　　188

第六章　寄生虫病　　　　　　　　　　　　　　191

第一节　阿米巴病　　　　　　　　　　　　　192

第二节　疟　疾　　　　　　　　　　　195

第三节　日本血吸虫病　　　　　　　199

第四节　黑热病　　　　　　　　　　　203

第七章　其他传染性疾病　　　　　　　207

第一节　梅　毒　　　　　　　　　　　208

第二节　钩端螺旋体病　　　　　　　211

第三节　恙虫病　　　　　　　　　　　215

参考文献　　　　　　　　　　　　　　219

第一章

患者共识

第一节　洗　手

一、为什么洗手很重要？

正确洗手是防止传染性疾病传播的有效方法之一。

二、什么情况下需要洗手？

（1）在接触自己或他人的眼睛、鼻子或嘴巴之前。

（2）在准备食物之前和之后。

（3）在吃饭之前，或上完洗手间之后。

（4）在接触婴儿之前，或者在接触其他人（如握手）之后。

（5）家中有患者时，要勤加洗手。

（6）手脏了的时候。

（7）接触动物之后。

三、洗手的方法

1. 一般方法

打开水龙头，用流动的水冲洗手，使手腕、手掌和手指充分浸湿，打上洗手液，均匀涂抹于手掌、手背、手指和手缝，然后反复搓揉双手。整个搓揉时间不应少于30s,最后用流动的自来水冲干净。用清水冲洗时,双手下垂,手指尖向下,让水把泡沫顺手指冲下,这样不会使脏水再次污染手和前臂。

2. 七步洗手法

七步洗手法具体步骤如下(见图1-1-1):①掌心对掌心搓洗;②右掌心在左手背上搓洗,然后左右手交替;③掌心对掌心,两手手指交错搓洗;④旋转搓擦右手指背及左手掌心,两手交替;⑤用左手掌心旋转搓擦右手拇指,两手交替;⑥手指对掌心,搓洗指尖,两手交替;⑦双手洗手完成。

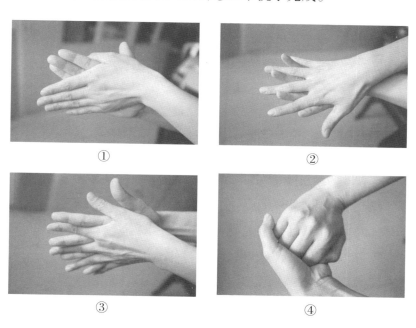

① ②

③ ④

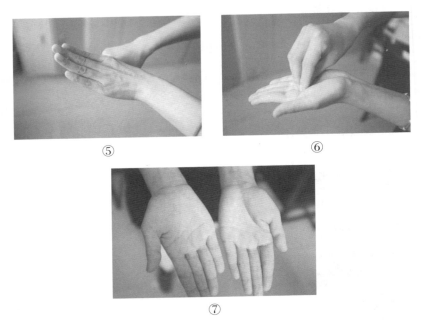

⑤　　　　　　　　　　　⑥

⑦

图1-1-1　七步洗手法

四、关于洗手的误区

（1）不愿洗手。有些人总觉得自己身体强壮、抵抗力好，满足于"眼不见为净"，没有养成良好的洗手习惯。

（2）简单擦手。由于不具备洗手条件，没有水或水是污水，只好以擦代洗。

（3）用非流动的水洗手，如盆里的水。

（4）不用洗手液或肥皂洗手。有的人虽然用流动的水洗手，但不用洗手液或肥皂洗手，这样并不能有效清洁双手。

（5）简单洗手。有些人用流动的水洗手时，虽然也用了洗手液或肥皂，但刚刚搓出点泡沫来就马上用水冲掉了。由于搓擦时间短、冲洗遍数少，仍达不到去除手上病菌的目的。

第二节　　标准预防

一、定　义

标准预防是指将患者的血液、体液、分泌物、排泄物、非完整性皮肤和黏膜均视作具有传染性，是针对医院所有患者和医护人员所采取的一组预防感染的措施。根据预期可能的暴露，选用手套、口罩、隔离衣、护目镜或防护面罩，以及手卫生、安全注射等，也包括穿戴合适的防护用品后处理患者环境中污染的物品与医疗器械。

二、实施对象

所有患者的血液、体液及被血液、体液污染的物品均被视为具有传染性，医护人员在接触这些物品时必须采取防护措施。

三、基本特点

（1）实施双向防护，防止疾病双向传播：防止疾病从患者传至医护人员；防止疾病从医护人员传至患者。

（2）防止血源性疾病的传播。

（3）防止非血源性疾病的传播。

（4）根据疾病的主要传播途径，采取隔离措施，如接触隔离、空气隔离、飞沫隔离。重点是洗手和洗手的时机。

四、操作原则

（1）标准预防针对为患者实施的所有操作的全过程。

（2）不论患者是否确诊传染病，均应采取。

（3）标准预防包括洗手、戴手套、穿隔离衣、戴防护眼镜和面罩等基本措施。

（4）进行可能接触患者的体液、血液的操作时须戴手套。

（5）操作完毕脱去手套后应洗手，必要时需进行手消毒。

（6）有可能发生血液、体液飞溅到医护人员面部时应戴具有防渗透性的口罩、防护眼镜。

（7）有可能发生血液、体液大面积飞溅污染医务人员身体时，应穿戴具有防渗透性的隔离衣或者围裙。

（8）医务人员手部皮肤破损而有可能接触患者血液、体液时应戴双层手套。

（9）戴手套操作过程中,应避免已经污染的手套触摸清洁区域或物品。

（10）进行侵袭性诊疗、护理时应保证充足的光线,并特别注意防止被针头、缝合针、刀片等锐器刺伤、划伤。

（11）为防止被使用后的锐器刺伤,禁止手持针等锐器随意走动;禁止徒手传递针等锐器;禁止给针等锐器物复帽;使用者必须将使用后的针等锐器放入防水耐刺的专用利器收集盒内;使用具有安全性能的注射器、输液器。

（12）立即清洁污染的环境。

（13）禁止用手直接接触使用后的针头、刀片等锐器。

（14）保证废弃物的正确处理。运输废弃物的人必须戴厚质乳胶清洁手套;处理体液废弃物时必须戴防护眼镜。

四、标准预防的具体措施

1. 手卫生

接触患者血液、体液、排泄物、分泌物后有可能被污染时,脱手套后,要洗手或使用快速手消毒剂。

2. 正确戴手套

当接触患者血液、体液、排泄物、分泌物及破损的皮肤、黏膜时应戴手套(见图1-2-1)。手套可以防止医护人员把自己手上的菌群转移给患者,还可以预防医护人员变成传播微生物的媒介,即防止医护人员将从患者或环境中沾染的病原传播到普通人群中。在为一个患者操作完而准备为下一位患者操作时一定要更换手套;戴手套不能代替洗手。

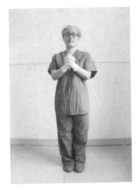

图1-2-1　戴手套

3. 合理使用防护用品

戴口罩(见图1-2-2)及护目镜可以减少患者的体液、血液、分泌物等液体传染性物质飞溅到医护人员的眼睛、口腔及鼻腔黏膜。穿隔离衣(见图1-2-3)可以防止被有传染性的血液、分泌物、渗出物、飞溅的水和大量的传染性材料污染。脱去隔离衣后应立即洗手,以避免污染其他患者和环境。

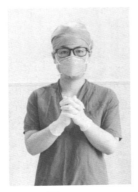

图1-2-2

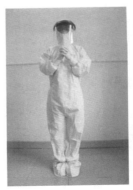

图1-2-3

4. 正确处理针刺伤

针刺伤的紧急处理为立即从近心端向远心端挤压受伤部位,使部分鲜血流出,用流动的自来水和肥皂液清洗。然后用碘酒等皮肤消毒液涂擦伤口。最后填意外损伤报告,确定患者是否感染人类免疫缺陷病毒(human immunodeficiency virus, HIV)、乙型肝炎病毒、丙型肝炎病毒等,并记录在案,同时进行 HIV、乙型肝炎病毒、丙型肝炎病毒化验检查。一旦发生针刺伤,应及时有效地处理,如立即注射高效价免疫球蛋白以防止感染和发病。

5. 可重复使用的设备

严格遵守医疗用品一人一用一消毒的操作规程,用过的可重复使用的设备被患者的血液、体液、分泌物、排泄物污染,为防止医护人员皮肤、黏膜暴露,或衣服受到污染,或将微生物在患者和环境中传播,应确保该设备在用于下一个患者之前被清洗和消毒,一次性使用的部件应弃之。

6. 环境控制

保证医院有适当的日常清洁标准和卫生处理程序。在彻底清洁的基础上,适当地消毒床单、设备和环境的表面(床栏杆、床单、轮椅、洗脸池、门把手)等,并保证该程序的落实。

7. 被 服

在处理和运输被患者血液、体液、分泌物、排泄物污染的被服、衣物时,要防止医护人员皮肤暴露或污染工作服和环境。患者的衣服应置于专用袋中,运输至指定地点进行清洗、消毒。

8. 医疗废物

医疗废物应按照国家颁布的《医疗废物管理条例》及其相关法律、法规进行无害化处理。

第三节　隔　离

一、定　义

隔离指把处于传染期的传染病患者、病原携带者安置于指定地点,与健康人和非传染病患者分开,防止病原体扩散和传播。隔离是预防和管理传染病的重要措施。

二、隔离的原则

（1）在标准预防的基础上,医院根据疾病的传播途径（接触传播、飞沫传播、空气传播和其他途径传播）,结合本院的实际情况,制定相应的隔离与预防措施。

（2）一种疾病可能有多种传播途径时,应在标准预防的基础上采取相应的隔离与预防措施。

（3）隔离病室应有隔离标志，并限制人员的出入（黄色为空气传播的隔离，粉色为飞沫传播的隔离，蓝色为接触传播的隔离）。

（4）传染病患者或可疑传染病患者应安置在单人隔离房间。

（5）条件有限的医院，可将同种病原体感染的患者安置于一室。

（6）对隔离的传染病患者或疑似传染病患者产生的医疗废物，应严格执行《医疗废物管理条例》，防止病原体传播和扩散。

（7）高危险区的科室（如感染性疾病科）布局宜相对独立，应与普通病区和生活区分开。

（8）在操作过程中确保洁、污分开，防止因人员流程、物品流程交叉导致污染。配备完整的手卫生设施。

（9）解除隔离的原则为已满隔离期者连续多次病原学检测阴性，确定被隔离者不再排出病原体，即可解除隔离。

三、隔离的种类

1. 空气传播的隔离

带有病原微生物的微粒子（直径≤5μm）通过空气流动导致的疾病传播。接触经空气传播的疾病，如肺结核、麻疹、流行性脑脊髓膜炎、水痘等，在标准预防的基础上，还应采用空气传播的隔离与预防。

（1）患者的隔离：①将患者收入呼吸道传染病的病房，避免转运患者，医护人员做好防护。②当患者病情容许时，应戴外科口罩并定期更换，限制其活动范围。③定期、定时做好空气消毒。

（2）访客或陪护人员的防护：①应严格按照区域流程，在不同的区域，穿着不同的防护用品，离开时按要求摘脱，并正确处理使用后的物品。②进入确诊或可疑传染病患者的房间时，应戴帽子和医用防护口罩；进行可能发生喷溅的诊疗操作时，应戴护目镜或防护面罩，穿防护服；当接触患者及其血液、体液、分泌物、排泄物时应戴手套。

（3）隔离标识：见图1-3-1。

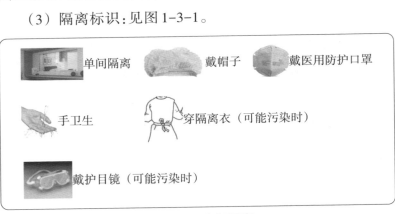

单间隔离　戴帽子　戴医用防护口罩

手卫生　穿隔离衣（可能污染时）

戴护目镜（可能污染时）

图1-3-1　空气隔离

2. 飞沫传播的隔离

带有病原微生物的飞沫核（直径＞5μm），在空气中短距离(1m内)移动到易感人群的口、鼻黏膜或眼结膜等导致的传播。接触经飞沫传播的疾病,如百日咳、白喉、流行性感冒、病毒性腮腺炎、流行性脑脊髓膜炎等,在标准预防的基础上,还应采用飞沫传播的隔离预防。

(1)患者的隔离:①遵循隔离原则对患者进行隔离与预防。②应减少转运,当需要转动时,医护人员做好防护。③患者病情容许时,应戴外科口罩,并定期更换。应限制患者的活动范围。④患者之间、患者与探视者之间相隔1m以上,探视者应戴外科口罩。⑤加强通风,或对空气进行消毒。

(2)访客或陪护人员的防护:①应严格按照区域流程,在不同的区域穿戴不同的防护用品,离开时按要求摘脱,并正确处理使用后的物品。②与患者近距离(1m以内)接触,应戴帽子、医用防护口罩;当接触患者及其血液、体液、分泌物、排泄物等物质时应戴手套。

(3)隔离标识:见图1-3-2。

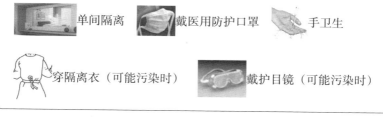

单间隔离　戴医用防护口罩　手卫生

穿隔离衣(可能污染时)　戴护目镜(可能污染时)

图1-3-2 飞沫隔离

3. 接触传播的隔离

病原体通过手、媒介物直接或间接接触导致的传播。接触经接触传播的疾病,如肠道感染、多重耐药菌感染、皮肤感染等的患者,在标准预防的基础上,还应采用接触传播的隔离与预防。

(1)患者的隔离:①限制患者的活动范围。②减少转运,如需要转运时,应采取有效措施,减少对其他患者、医护人员和环境表面的污染。

(2)访客或陪护人员的防护:①接触隔离患者的血液、体液、分泌物、排泄物等物质时,应戴手套;离开隔离病室前、接触污染物品后应摘除手套,洗手和(或)手消毒。手上有伤口时应戴双层手套。②进入隔离病室,从事可能污染工作服的操作时,应穿隔离衣;离开病室前,脱下隔离衣,按医疗废物进行处置。接触甲类传染病应按要求穿脱防护服,离开病室前,脱去防护服,防护服按医疗废物要求进行处置。

(3)隔离标识:见图1-3-3。

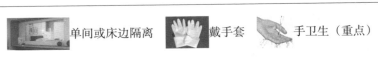

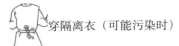
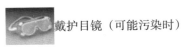

单间或床边隔离　　戴手套　　手卫生(重点)

穿隔离衣(可能污染时)　　戴护目镜(可能污染时)

图1-3-3　接触隔离

第四节　传染病患者的饮食

一、肺结核患者的饮食

（1）高能量：每日供能 35～40kcal/kg（1kcal＝4186J）。选择易消化的半流质饮食、软饭,也可进浓肉汤、酸牛奶等食物。少量多餐,每天5～6餐。若进食较少,可以口服营养液补充能量,每天2～3次,每次200ml。

（2）高蛋白质:结核病灶的修复需要大量蛋白质,摄入足量的蛋白质有助于改善贫血和低蛋白血症。推荐蛋白质摄入量为 1.5～2.0g/kg,优质蛋白质占总蛋白质的50％以上。牛奶及奶制品含有丰富的酪蛋白和钙,有助于结核病灶的钙化。若食物中蛋白质摄入不够,可以补充乳清蛋白粉。

（3）充足的碳水化合物:碳水化合物是能量的主要来源,应保证主食的摄入量,经常变换主食品种,适当增加杂粮与薯类。

（4）适量脂肪:适量的油脂可以增加食物的能量密度,过多则会影响食欲,尤其在抗结核药导致肝损的情况下,更要忌食肥腻。此外,过多的脂肪还有可能加重肠结核患者的腹泻症状。烹饪油可选择橄榄油、茶籽油、亚麻籽油等。烹饪方法宜选择蒸、煮、拌、炖、卤、炒,忌油煎、炸等。

（5）丰富的维生素:选择富含维生素 A、维生素 D、维生素 B 和维生素 C 的食物。维生素 A（在乳、蛋、内脏等食物中含量丰富）能增强呼吸道黏膜的抵抗力和机体免疫力;维生素 B（在酵母、花生、豆类、瘦肉、谷物等食物中含量丰富）可改善食欲;维生素 C（在新鲜蔬菜、水果中含量丰富）有利于病灶愈合和血红蛋白合成;维生素 D（在动物内脏、鱼、蛋黄等食物中含量丰富）能促进钙吸收。适当晒太阳,可增加皮肤中维生素 D 前体的合成,促进钙的吸收。

（6）丰富的矿物质:主要是钙、铁、钠、钾等。钙是结核病灶钙化的原料,牛奶、小虾皮、豆制品、绿色蔬菜等食物含钙丰富;合并咯血、贫血的患者尤其要注意补铁(在动物血、内脏、红肉等食物中铁含量丰富,且吸收率高),对于存在大量出汗、呕吐、腹泻等体液丢失的情况,还需补充钠、钾等电解质。

（7）膳食宜忌:肺结核患者忌吸烟、饮酒,饮食忌辛辣刺激。存在咯血时饭菜忌过热。提倡食物多样,荤素搭配。服药期间饮食上还需注意以下两点:①青皮红肉的海鱼(如金枪鱼、沙丁鱼、青花鱼等)易使服用异烟肼的患者出现过敏反应,应避免食用。②牛奶与抗结核药(尤其是利福平)同服会影响药物吸收,降低药效,因此服用二者时应间隔1～2h服用。

（8）推荐饮食:肺结核患者每日可进食1个鸡蛋、1～2

杯（250～500ml）牛奶、100～150g鱼或肉类、50～100g大豆及豆制品、250～400g主食、500g左右蔬菜、250g左右水果。每周进食1～2次动物内脏（每次50～100g）；建议咯血、贫血患者每周进食1～2次动物血制品，每次50～100g。

二、肝　炎

（1）摄入适量碳水化合物。热量供给需要与其体重、病情及活动情况相适应，尽可能保持热量收支平衡，维持理想体重。如无发热等合并症，成人按每天2000kcal左右供给即可，有发热者可增加至2400kcal。肥胖者应适当限制热量的摄入，控制饮食。

（2）摄入足量优质蛋白质。进食牛奶及奶制品、鸡蛋清等以保护肝功能。多进食鱼、虾、去皮鸡肉、去皮鸭肉、黄豆等（见图1-4-3）。推荐蛋白质摄入量为1.0～1.2g/kg。

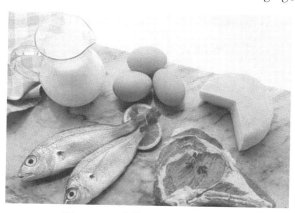

图1-4-3　含优质蛋白质的食物

（3）急性肝炎患者有黄疸时，应减少脂肪、胆固醇的摄入。限制油腻食品、肉类及高胆固醇食物（如蛋黄、动物内脏和脑等）的摄入以免加重黄疸症状。待黄疸消退后，可供给适量脂肪。肝炎患者对于脂肪的消化和吸收功能减弱，因此脂肪供给过多时会出现脂肪泻；而供给量太少又会影响患者的食欲和脂溶性维生素的吸收。推荐脂肪每天摄入量40～50g，或占总热量的20%，烹调最好用植物油。

（4）摄入适量糖类。糖类可促进肝脏对氨基酸的利用，但糖类摄入超过机体需要量时，会转化为脂肪贮存在体内，引起肥胖、高血脂、脂肪肝等，对患者机体恢复不利。食用过多的糖果和甜点可影响胃肠消化道酶的分泌，降低食欲，糖发酵产气还会加重胃肠胀气。如患者食欲过分减退，进食量过少，可适当进食葡萄糖、白糖、蜂蜜等，必要时用静脉营养液。

（5）摄入足量维生素。多进食新鲜的蔬菜和水果，因其含有丰富的维生素和膳食纤维。

（6）选择清淡、易消化的食物。每天食盐摄入量在6g以内，餐次为每天4～5餐。

（7）禁食煎炸食物及辛辣调味品，还应限制进食肉汤、鱼汤、鸡汤等。用蒸、煮、炖、烩、熬等烹饪方法做成柔软、易消化的食物，忌油煎、炸、炒。戒酒。

三、肝硬化

纠正病因,控制病情发展,给患者供给丰富的营养素,以增强其机体抵抗能力,促进肝细胞修复、再生及肝功能的恢复。肝硬化患者饮食可采用"三高一适量"原则,即高热量、高蛋白质、高维生素、适量脂肪的饮食。

(1)高热量:每日所供给的能量要充足,成人每日摄入2000kcal左右为宜。

(2)高蛋白质:高蛋白质饮食能纠正低蛋白血症,有利于腹水和水肿消退。但肝功能衰竭或有肝昏迷倾向时,要限制蛋白质的供给,优先选择植物蛋白和牛奶。

(3)适量脂肪:脂肪的摄入不宜过多,因为肝病时胆汁合成和分泌减少,脂肪的消化和吸收功能减退。可采用中链甘油三酯作烹调油。胆汁性肝硬化患者应给予低脂肪、低胆固醇饮食。

(4)碳水化合物:肝糖原贮备充足可以防止毒素损害肝细胞,因此肝硬化患者可以进食一些甜食、蜂蜜以及维生素强化饮料,并摄入足量膳食纤维。

(5)维生素:维生素C可以促进肝糖原合成。腹水中维生素C的浓度和血液中含量相等,故伴有腹水时更应大量补充维生素C。此外,还应补充维生素A、维生素D、维生素E、维生素K和B族维生素。

（6）钠和水：有水肿和轻度腹水者应采用低盐饮食，每天食盐量不超过4g（一啤酒瓶盖约为6g食盐）。严重水肿时宜无盐饮食，禁食含钠多的食物，如海产品、火腿、松花蛋、肉松、酱菜等。每天进水量应限制在1000ml以内。

（7）微量元素：肝硬化患者需注意补充锌和镁，宜多食猪瘦肉、牛肉、蛋类、鱼类等含锌较高的食物。补充含镁多的食物，如绿叶蔬菜、豌豆、乳制品和豆类食物。

（8）饮食禁忌：禁用刺激性调味品，少食肉汤（包括鸡汤及鱼汤等），禁饮含酒精的饮料等。上消化道出血时应禁食。

（9）科学烹调：采用蒸、煮、炖、烩等方式制作食物，使食物软烂，易消化。忌用油炸、煎、炒的方式烹制食物，防止干硬的食物通过食道时使曲张的静脉破裂出血。应以细软易消化、少纤维素、少刺激、少产气的软食或半流质饮食为主。

▶ **附表1：限脂肪饮食可用和忌用的食品**

种类	可用食品	限制/禁用食品
饮料	脱脂牛奶、咖啡、茶、果汁软饮料、脱脂的可可粉	全奶、全奶制作的可可奶、脂肪含量高的冷饮
面包和谷类食物	普通的谷类、通心粉、面条、全麦面包、馒头、发面饼	含脂肪的饼干、面包、蛋糕、奶酪；添加脂肪的面包圈
主食	米饭、米粥	油饼、油条、炸糕
蛋	水煮蛋类、低脂蛋白的替代品	每日不超过一个，除非替代部分肉

种类	可用食品	限制/禁用食品
蔬菜	少油制备的蔬菜	煎炸和用奶油烹制的蔬菜
瘦肉、鱼、家禽和肉的替代品	去皮去脂的家禽、鱼、瘦猪肉、牛肉、火腿、肝脏、羊肉；少油的豆制品	带脂肪、带皮的肉；烧烤或油炸肉类、香肠、油炸豆制品。肝昏迷时禁食蛋白质类饮食

▶ **附表2：肝硬化患者一周食谱**

星期	早餐	加餐	中餐	加餐	晚餐
一	花卷、豆腐脑	苹果汁	软饭、清炖鲳鱼、丝瓜木耳	牛奶、饼干	软饭、葫芦瓜牛肉末、菠菜豆腐汤
二	绿豆粥、面包	梨汁	软饭、蒿菜香干末、番茄蛋花汤	牛奶、饼干	软饭、清炖舌鳎鱼、菜末蘑菇
三	菜末、面条	甜橙汁	软饭、彩色虾仁、花菜木耳	牛奶、饼干	软饭、肉末豆腐、油焖萝卜
四	面包、豆浆	香蕉汁	软饭、清炖小黄鱼、夜开花针菇羹	牛奶、饼干	软饭、菜末百叶丝、冬瓜黑鱼汤
五	南瓜粥、豆沙包	西瓜汁	软饭、蒜泥白虾、鲜蔬汤	牛奶、饼干	软饭、苦瓜末鸡丝、番茄豆腐汤
六	菜包、豆浆	猕猴桃汁	软饭、马兰香干丁、丝瓜蛋花汤	牛奶、饼干	软饭、清炖带鱼、紫菜汤

续表

星期	早餐	加餐	中餐	加餐	晚餐
日	水饺 （白菜末、瘦肉、虾皮末）	胡柚汁	软饭、西兰花素鸡、木耳肉丝汤	牛奶、饼干	软饭、鲫鱼豆腐汤、炒南瓜糊

注：1. 主食250～350g/天，视患者身高、体重、体力活动情况而定。
　　2. 盐小于5g/天（一啤酒瓶盖约为6g）。
　　3. 烹调用油20g/天（一汤勺约10g）。
　　4. 食物易软，易消化。忌用油炸、煎、炒。

▶附3：肝硬化食疗方

（1）茯苓粥：茯苓粉30g，粳米100g，红枣20枚，先将红枣煮烂，连汤放入粥内，加茯苓粉同煮。见图1-4-5。

（2）黑鱼汤：取黑鱼一条，加适量冬瓜及少许葱白、大蒜，不加食盐，煮熟，喝汤吃鱼，连服3～7天。此汤具有补益脾胃、利水消肿等作用，适用于肝硬化白球比倒置及水肿者的患者。见图1-4-6。

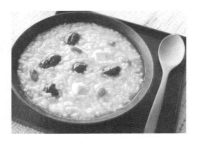

图1-4-5　茯苓粥

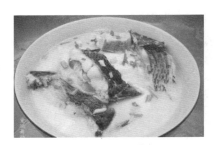

图1-4-6　黑鱼汤

第五节　吸烟对健康的危害

一、烟草中的有害物质

吸烟的人会有一半死于和吸烟相关的疾病,其中一半人的寿命将小于70岁。平均来说,与不吸烟的人相比,吸烟者的寿命要减少10～15年。

烟草燃烧的烟雾中含有多种化学物质,它们是造成吸烟者成瘾和健康损害的罪魁祸首。这些有害物质主要有以下几种。

1. 尼古丁

尼古丁具有成瘾性,可引发血管收缩、心跳加快,使血压升高;可造成血管内膜受损,加重动脉硬化;可引起冠状动脉痉挛,诱发心绞痛和心肌梗死。

2. 焦　油

焦油是烟草燃烧后产生的黑色物质,在烟雾中以细小颗粒的形式存在。焦油是引起肺癌和喉癌的原因之一,还会加重哮喘和其他肺部疾病。焦油还会造成吸烟者手指和牙齿发黄。

3. 一氧化碳

一氧化碳可使血红蛋白携氧能力下降,造成机体缺氧。此外,一氧化碳还会使胆固醇增多,加速动脉粥样硬化,造成血液黏稠,血栓形成。

4. 放射性物质

烟草中含有放射性致癌物质。

5. 有毒的化合物

烟草中还含有氰化钾、甲醛、丙烯醛、砷、汞、镉、镍、氨和杀虫剂等有害成分。

二、吸烟与肺癌

吸烟时间越长,吸烟量越多,患肺癌的风险就越高。

三、吸烟与心脑血管疾病

经常吸烟的人血黏度会发生改变,其体内二氧化碳等酸性物质也会增加,从而影响红细胞膜的通透性和红细胞的变形能力,促使红细胞和血小板聚集,使全血黏度增高,易形成血栓。血栓如果发生在心脏冠状动脉,就是心肌梗死;如果发生在脑血管中,就是脑梗死。

四、吸烟与呼吸系统

慢性阻塞性肺疾病是一种由慢性支气管炎、肺气肿发展而来的以气流受阻为特征的慢性疾病。患者因吸入有害微粒(如烟草中的有害物质)或气体,呼吸系统产生异常的炎症反应,炎症反应随时间进展而逐渐加重。患者起始出现慢性咳嗽、咳痰,后逐渐出现活动后呼吸困难,最后出现心力衰竭、呼吸衰竭。世界卫生组织称,预计2030年慢性阻塞性肺疾病将成为全球第四大致死疾病。

五、吸烟与其他疾病

吸烟还与以下疾病的发病有关:口腔癌、胃癌、咽喉癌、骨质疏松症和髋关节骨折、胰腺癌、白内障、膀胱癌、眼底黄斑病变、肾癌、肢体坏疽、白血病、牙龈炎、宫颈癌。

六、吸烟与男性健康

吸烟可导致男性性功能障碍。在性功能障碍患者中,吸烟者的比例显著高于同年龄段的非吸烟人群,吸烟越多,发生性功能障碍的比例就越高。

吸烟还可导致男性不育症。吸烟可导致男性精子数量减少、精子质量降低,进而影响生殖能力。

七、吸烟与女性健康

吸烟可加速女性衰老,增加发生宫外孕及不孕症的风险,还会引发骨质疏松和妇科肿瘤(如乳腺癌、宫颈癌和卵巢囊肿）。此外，孕妇吸烟还会影响腹中胎儿的生长，造成流产、早产、低体重儿和胎儿畸形。吸烟还会减少母乳分泌。

八、被动吸烟的危害

被动吸烟是指不吸烟者吸入吸烟者呼出的烟雾及卷烟燃烧产生的烟雾，也称为"非自愿吸烟"或吸"二手烟"。被动吸烟吸入的烟雾中含有多种有毒物质和致癌物，因而同样有害健康，会增加被动吸烟者患癌症、呼吸系统疾病、心脑血管疾病的概率。被动吸烟不存在所谓的"安全暴露"水平，只要房间中有吸烟的人，其他人就会受到危害。室内划分吸烟区和非吸烟区、采取通风措施等不能消除二手烟的危害。

九、关于吸烟的常见误区

1. 误区一：吸带过滤嘴、焦油含量少的"好烟"

低焦油并不代表低危害。吸低焦油烟的人患吸烟相关疾病的概率并没有降低；同时，由于烟中焦油含量降低，尼古丁水平也相应下降，导致吸烟者为了获得更多的尼古丁而加大吸烟量，并且吸食深度也加大。另外，低焦油烟还会使吸烟者产生侥幸心理，认为这种烟是低危害的，因而更不容易戒烟。

2. 误区二：吸烟有助于保持身体苗条

由于烟草中的尼古丁本身具有抑制食欲的作用，同时烟草对舌头上的味蕾有一定的破坏作用,所以吸烟者吃东西的时候会"食不知味",有些人因此想通过吸烟来减肥,但这是一种危险的做法。想要减轻体重,还是要通过运动和调整膳食来实现。

3. 误区三:有些人吸了一辈子烟也没事

每个人的体质都是有差异的,烟草不可能让100%的吸烟者都患上肺癌。但不可否认的是,烟草确实夺去了许多人的生命,吸烟者患肺癌和其他疾病的风险远远高于非吸烟者。仅根据身边的个别现象就认为吸烟可能无害,是不明智的想法。

4. 误区四:年轻人不必担心患肺癌

事实上,吸烟可以导致至少十种不同的癌症,肺癌仅仅是其中的一种。而且,肺癌可发生在任何年龄。吸烟致癌的后果往往要在吸烟几年甚至几十年后才会表现出来,因此,年轻时没有患癌症并不代表以后不患。研究表明,长期吸烟者有一半死于与吸烟相关的疾病。

5. 误区五:戒烟很容易,想戒就戒

事实上这种想法是错误的。烟草中的尼古丁是高度成瘾的物质。吸烟一旦成瘾,就会和任何成瘾物质一样,难以彻底戒除。

6. 误区六:戒烟失败了,以后肯定戒不了烟了

戒烟的过程比较漫长,大部分人要戒好几次才会成功。

如果有医护人员的指导,戒烟的成功率可提高2～3倍。如果戒烟失败了,不要泄气,鼓励自己重新开始,并尽快计划一次新的尝试。

十、戒烟的好处

1. 有益于提高自己的生活质量

不吸烟,就不必把钱化为烟雾,也不必花钱治疗因吸烟带来的各种疾病。同时,还可以将省下来的钱用来更健康地享受生活。

2. 有益于他人的健康

烟草燃烧时产生的烟雾中所含的有毒物质被别人吸入后同样会影响他们的健康。在家庭中,父母的吸烟行为还可能引起子女效仿,而吸烟会对青少年造成更大的危害。戒烟有助于树立良好的个人形象。

十一、戒烟的方法

（1）制作一张24h吸烟情况登记表,记录每次吸烟的时间和吸烟时自己正在做什么;分析吸烟的情况,如一天共吸几支? 在什么情况下吸?

（2）不再买烟,也不再给别人递烟。

（3）戒烟期间,另寻找一个业余爱好。

（4）让家人和身边不吸烟的朋友监督、提醒自己。

（5）每次想吸烟时，等10min，做深呼吸或握拳后缓慢放松，吸烟的欲望就会消失。

第六节　　用药安全

在医生开药时，应告知医生自己目前正在服用的药物及保健品、曾经发生过敏的病史或使自己不舒服的药物，以及目前是否在接受的其他治疗，不管是西医、中医，还是其他的疗法，均应告诉医生。

一、正确用药的原则

（1）药物可以治病或减轻疾病，但滥用或不适当使用，会延误治疗，浪费金钱。

（2）使用药品请遵照正确的用法、用量，不可随便加减剂量。

（3）不可自行购买抗菌药物或安眠药等处方药。

（4）不随便使用别人的药物。

二、安全用药叮咛

住院患者用药时应注意以下事项。

（1）用药有记录，看病更安全。①主动向医生告知自己的用药情况。②不随便服用未经许可的药物。③避免药物过敏再次发生。

（2）检查治疗问清楚，看病更安心。①主动向医生询问治疗方式。②主动关注治疗药物与服药时间。③主动了解治疗中的禁忌。

（3）出院时注意用药细节，回家更安心。①再次确认所需药物。②有疑问，马上问。

三、药品的正确保存方法

（1）药物宜放在儿童不易拿到的地方。

（2）药品应避光、避湿、避热，置于干燥且阴凉的地方。

（3）药品应放置在原有包装内，内服和外用药需分开保存，以免混淆。

（4）眼药水、胰岛素制剂开封后一个月内未用完者应丢弃。

四、服用药物的方法

（1）服药时最好以白开水送服，不要以咖啡、茶、果汁、牛奶等送服药品。

（2）服药时，依照药事人员指示，或按说明书要求服用，注意药品有效期。

第七节 预防跌倒

一、容易发生跌倒的高危人群

容易发生跌倒的高危人群有:①年龄＞60岁者;②无人照顾的患者;③曾有跌倒病史的患者;④步态不稳者;⑤有贫血或有体位性低血压者;⑥营养不良、虚弱、头晕者;⑦意识障碍(失去定向力、躁动)的患者;⑧正在服用影响意识或活动能力的药物,如利尿剂、止痛剂、泻剂、镇定安眠剂及心血管病药物;⑨睡眠障碍者;⑩肢体功能障碍者。

二、预防跌倒十知

第一知:患者服用安眠药后或感头晕、血压不稳时,下床时先在床边坐一会儿,再在家属的搀扶下站起。

第二知:当患者需要协助而家属不在身旁,应立即及时呼叫护理人员。

第三知:如发现地面湿滑,请告知护理人员,以防跌倒。

第四知:物品尽量收于柜内,保持走道通畅。

第五知:若床栏被拉起,患者下床时应先将床栏放下再下床,切勿翻越床栏。

第六知:当患者有躁动不安、意识不清时,陪护人员应将床栏拉起,并予以约束和保护。

第七知:若衣裤太过宽大,应更换合适的衣裤。

第八知:应穿防滑鞋,切勿赤脚下地行走。

第九知:病房尽量保持灯光明亮。

第十知:患者在如厕时若发生紧急事故,应按厕所内呼叫器通知护理人员。

第八节　预防压力性损伤

压力性损伤是指骨隆突处或因器械的使用等医疗原因而导致的患者局部皮肤和(或)软组织的损伤,可表现为完整皮肤或开放性溃疡,可能伴疼痛感。损伤是由强烈和(或)长期存在的压力或压力联合剪切力导致的。软组织对压力和剪切力的耐受性会受到微环境、营养、灌注、合并症以及软组织情况的影响。

一、压力性损伤的征象

(1)浅肤色的人种,局部皮肤表现为粉红色、红色,压之不褪色;深肤色的人种,局部为蓝或紫色。

（2）局部感觉发硬或温热。

（3）局部皮肤有水泡、擦伤或破损。

（4）局部组织肿胀。

（5）骨突处疼痛。

二、压力性损伤好发部位

压力性损伤多发于受压和缺乏脂肪组织保护、无肌肉包裹或肌肉层较薄的骨隆突处。

（1）仰卧位时压力性损伤好发于枕骨粗隆、肩胛部、肘部、骶尾部及足跟处（见图1-8-1）。

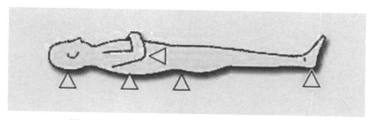

图1-8-1　仰卧位时压力性损伤的好发部位

（2）侧卧位时压力性损伤好发于耳廓、肩峰、肋骨、髋骨、股骨粗隆、膝关节的内外侧及内外踝处（见图1-8-2）。

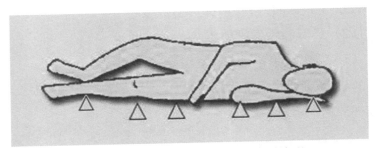

图1-8-2　侧卧位时压力性损伤的好发部位

（3）俯卧位时压力性损伤好发于面颊、耳廓、肩峰、女性乳房边缘突出部、男性生殖器、髂前上棘、膝部、足趾等处（见图1-8-3）。

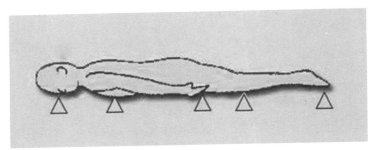

图1-8-3　俯卧位时压力性损伤的好发部位

（4）坐位时压力性损伤好发于坐骨结节、肩胛骨、足跟等处(见图1-8-4)。

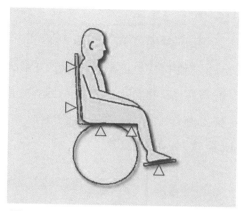

图1-8-4　坐位时压力性损伤的好发部位

（5）医疗器械相关压力性损伤可发生在非骨隆突部位的皮肤或黏膜,由器械(如梯度压力袜、护颈圈、吸氧导管、经鼻导管、尿管、桡动脉导管、气管插管及其固定支架、血氧饱和度探头、无创面罩、便失禁控制设备、连续加压装置、夹板、石膏、支架等)下方或周围持久、未缓解的压力或潮湿导致,其形状通常与器械形状吻合,多发生于患者头部、颈部、面部和耳部等部位。

（6）黏膜压力性损伤是由于使用医疗器械而导致相应部位黏膜出现压力性损伤。由于黏膜组织的解剖特点,这一类损伤无法进行分期。

三、压力性损伤的分期和病理生理改变

根据局部解剖组织缺失量,可将压力性损伤分为四期,

具体分期如下。

1期:指压后不变白的红斑(见图1-8-5)。此期皮肤完整,手指下压受压发红区,皮肤颜色不会变白,常位于骨性突起处。黑色素沉着区域可能见不到发白现象,损伤处皮肤颜色可与周围皮肤颜色不同。与邻近组织相比,这一区域可能会疼痛,硬实或柔软,发凉或发热。

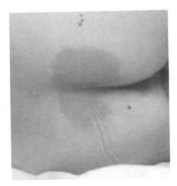

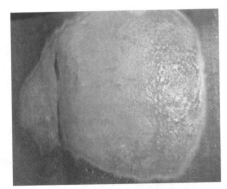

图1-8-5　1期压力性损伤　　　　图1-8-6　2期压力性损伤

2期:部分皮层皮损(见图1-8-6)。部分皮层皮损表现为浅表的开放型溃疡,创面呈粉红色,无腐肉。也可表现为完好的或开放、破损的血清样水泡。外观呈肿亮或干燥的浅表溃疡,无腐肉及瘀伤。

3期:全层皮损(见图1-8-7)。可见皮下脂肪,但骨、肌腱、肌肉并未外露。可有腐肉存在,但并未掩盖组织损失的深度。可出现底蚀和槽蚀。3期压力性损伤的深度依解剖学位置而变化。鼻梁、耳朵、枕骨部和踝骨部没有皮下组织,这些部位发生3期压力性损伤可呈浅表状。相反,脂肪过多的区域可以发展成非常深的3期压力性损伤,骨骼和肌腱不可见或无法直接触及。

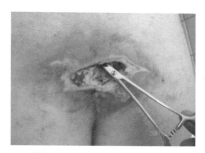

图 1-8-7　3期压力性损伤

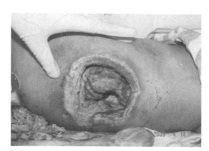

图 1-8-8　4期压力性损伤

4期:全层组织损伤(见图 1-8-8)。全层组织损伤,并带有骨骼、肌腱或肌肉的裸露。在创基某些区域可有腐肉和痂疮。通常会有底蚀和槽蚀。4期压力性损伤的深度依解剖学位置而变化。鼻梁、耳朵、枕骨部和踝骨部没有皮下组织,这些部位发生的压力性损伤可为浅表型。4期压力性损伤可扩展至肌肉及支撑结构(如筋膜、肌腱或关节囊),有可能引发骨髓炎。裸露的骨骼、肌腱可见或可直接触及。

压力性损伤分期有以下两个阶段。

(1)不可分期:全层皮肤和组织缺失,由于被腐肉或焦痂掩盖,不能确认组织缺失的程度(见图 1-8-9)。只有去除足够的腐肉或焦痂,才能判断损伤是3期还是4期。缺血肢

端或足跟的稳定型焦痂(表现为干燥,紧密黏附,完整无红斑
和波动感)不应去除。

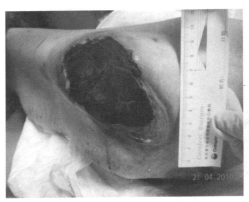

图1-8-9　不可分期

（2）深部组织损伤:完整或破损的局部皮肤出现持续的
指压不变白,颜色为深红色、栗色或紫色(见图1-8-10),或表
皮分离,呈现黑色的伤口床或充血
水泡。疼痛和温度变化通常先于颜
色改变出现。深色皮肤的患者皮损
颜色表现可能不同。这种损伤是由
强烈或长期的压力和剪切力作用于
骨骼和肌肉交界面而导致。该期伤
口可迅速发展而暴露组织缺失的实
际程度,也可能因溶解而不出现组
织缺失。如果可见坏死组织、皮下

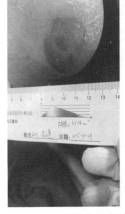

图1-8-10　深部组织损伤

组织、肉芽组织、筋膜、肌肉或其他深层结构,说明这是全皮层的压力性损伤(不可分期,或为3期、4期)。该分期不可用于描述血管、创伤、神经性伤口或皮肤病。

四、引起压力性损伤的原因

　　引起压力性损伤的原因主要是压力、剪切力(见图1-8-11)和摩擦力。发生压力性损伤风险的高低取决于患者的危险因素的数量和严重程度。

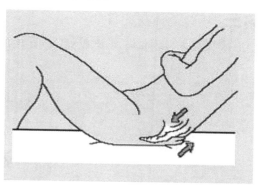

图1-8-11　剪切力

五、寻找危险因素

　　假如患者有以下的情况,请注意预防压力性损伤:①长期卧床或处于强迫体位。②脊髓损伤。③慢性神经系统疾病(主要是脑血管病)。④体质虚弱。⑤各种消耗性疾病。⑥老年患者。⑦使用各种医疗器械者。⑧上述患者伴有低白蛋白血症、大小便失禁、骨折、营养不良、缺乏维生素等，更易发生压力性损伤。

六、压力性损伤的预防))

压力性损伤的预防应采取局部护理和全身护理相结合的综合预防。

1. 体 位

翻身可改变患者身体与床接触的部位，以此来减轻局部的压力，达到预防压力性损伤的目的。

人体呈90°侧卧时，身体与床接触部位所承受的压力最大，故应尽量避免90°侧卧位。与侧卧位相比，将患者侧倾30°并用枕头支撑的这种体位可避免患者骨突部位受压，较好地分散了重力（见图1-8-12）。

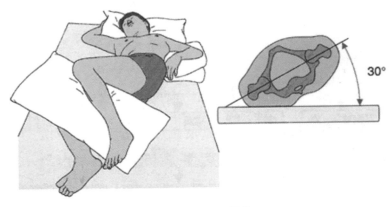

图1-8-12　30°卧位

除非病情需要,应避免长时间半坐卧位、90°侧卧位及摇高床头超过30°。因病情需要,必须摇高床头超过30°或必须取半坐卧位时,可先摇高床尾至一定高度,再摇高床头,避免在尾骶部形成较大的剪切力。

没有条件摇高床尾时,可在患者臀部下方垫一支撑物,如软枕等。因疾病而必须采取强迫体位时,应每半小时至2h改变一次体位。

2. 减轻压力

减轻压力是预防压力性损伤的主要原则,又是治疗压力性损伤的先决条件,最简单、有效的措施就是给患者翻身,或患者自己定时变换体位。

给患者翻身时可采用提单式翻身法帮助患者在床上移动,使患者皮肤与床单之间无移动,而通过床单与褥子之间的移动变换患者体位,此方法是避免护士在移动患者过程中造成患者皮肤损伤的一个有效办法。

肥胖者、危重患者不宜翻身时,可抬高床脚约30°,每2h用软枕垫在患者的腰骶部,左右交替,增加局部透气,使组织交替受压。对于危重患者,在体位安置与变换过程中要密切观察患者的病情。

预防足跟部压力性损伤应对足跟充分减压,使足跟不与床面接触。使用泡沫垫或软枕沿小腿全长将足跟抬起,用具必须过膝,膝关节呈5°～10°屈曲。禁止使用环形圈、充水手套、静脉输液袋等装置。

局部减压垫必须放在床垫之上，不能直接放于没有床垫的床架上。避免使用环形气圈（见图1-8-13）、充水手套和非医用的合成羊皮垫。因为气圈垫会使局部血液循环受阻，造成静脉淤血，而使局部组织肿胀；同时气圈垫还会妨碍汗液蒸发而使汗液持续刺激皮肤，引起压力性损伤。

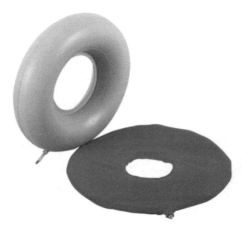

图1-8-13　环形气圈

长期使用医疗器械的患者，需保持器械下方皮肤或黏膜清洁、干燥，护理人员每班应至少检查一次，查看周围组织有无相关的损伤。只要临床治疗允许，应尽早停用可能引起压力性损伤的医疗器械。

3. 减少摩擦力和剪切力

床头抬高30°会发生剪切力和尾骶部受压，因此应尽量避免床头抬高超过此高度,必须抬高时可在患者尾骶部垫棉垫,以缓冲尾骶部受承受的压力。

4. 保护皮肤

(1)观察皮肤:每班至少观察一次患者的皮肤,尤其是那些已不再受压而局部皮肤依然发红的部位。

(2)保持皮肤干爽、清洁:①使用海绵或者柔软的布来清洁皮肤,减少对皮肤的损伤,涂抹润肤露或润肤油可以避免皮肤受到尿液、粪便或者伤口引流液的刺激。②对于尿失禁患者,可予膀胱训练或其他可减少尿失禁发生的行为疗法。③大便失禁患者的皮肤损害会更严重,应给患者做好肛周清洁,使用皮肤保护剂隔离肛周皮肤,以避免受到大便浸渍。经常更换床单,同时应明确并消除其原发病病因。④清洁皮肤,用温水(37~40℃)和温和的香皂(避免使用碱性肥皂)来给患者洗澡;如需每天洗澡,可使用润肤露或润肤油,防止皮肤过干。

(3)防止皮肤受损:①禁止对受压部位用力按摩,因为按摩会挤压皮下组织,使得压力性损伤更易发生。②卧床的患者,至少每2h更换一次体位,减轻骨突处的压力。③指导坐轮椅患者采取正确的自我减压方法,应每15~30min减压15~30s,每1h减压60s。避免直接坐在没有减压垫的椅子或轮椅上。在取坐姿时,患者如有力量移动身体,可每15min抬高肢体或移动身体。脊髓损伤患者使用轮椅时,应该采取多种坐姿,如前倾、斜倚、直立等。④限制患者坐在没有支撑面椅子上的时间,每次最长不超过2h。⑤使用无破损的坐便器,必要时在坐便器边缘垫上软纸或布垫,以防擦伤皮肤。

（4）防止摩擦：①协助患者进行体位变换和移动患者时,应抬起患者的身体,尽量减少摩擦力和剪切力,避免拖、拉、拽。使压力、摩擦力和剪切力减到最小,同时能够维持患者适宜的活动程度。②可以使用挂在头顶的吊架来协助抬空身体,或用床单来抬空患者。③在受压部位预防性使用薄膜敷料、水胶类敷料、泡沫敷料等可减小卧床患者皮肤承受的剪切力,从而预防压力性损伤的发生。正确评估病情,选择合适的敷料。

5. 加强营养

（1）均衡营养,调理患者胃肠功能,给予高蛋白质、高热量、高维生素饮食,以促进机体康复,保持皮肤健康。

（2）对于无法进食的患者,可通过肠内途径(鼻胃管、鼻空肠管、胃造瘘管或空肠造瘘管)或肠外途径(外周静脉和中心静脉)相结合的方式补充营养。

（3）根据患者的病情选择合适的进食方式,促进患者尽快恢复内环境平衡。

6. 心理支持和健康教育

向患者及其家属讲解如何减轻压力、剪切力、摩擦力及如何避免其他引发压力性损伤的危险因素,告知这些对预防或减少压力性损伤的发生很关键。耐心教育患者采取多种方式来改变日常行为,普及预防压力性损伤的相关知识,有计划地做好随访工作。

七、患者主动参与压力性损伤的预防

预防压力性损伤并不需要使用上述的所有预防方法,而应基于患者的个体状况,选择有针对性的预防措施,同时鼓励患者及家属共同参与到预防压力性损伤的工作中来。

第二章

传染性疾病常见检查

第一节　纤维支气管镜

一、简　介

　　纤维支气管镜(简称纤支镜)检查是诊断、治疗肺部疾病的一种极其有效的手段。纤支镜是一根装有纤维内镜的细长管子,可经患者的鼻腔或口腔插入气管或支气管,直接观察气管、支气管及肺部病变的情况,还可取出气管内异物,从而协助疾病的诊断与治疗(见图2-1-1)。怀疑患者支气管、肺部有肿瘤时,可用纤支镜定位取出标本,做活组织检查,留取影像资料,还可吸痰、排出呼吸道分泌物、抢救危重症患者。此外,还可通过纤支镜向病变的肺叶或肺段支气管腔内注药。

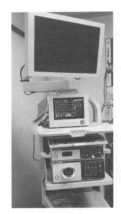

图2-1-1　纤维支气管镜

二、作　用

　　(1)观察气管、支气管病变。

（2）取出病变组织做病理学诊断。

（3）止血、吸痰、用药、取异物等。

三、适应证

（1）不明原因的咳嗽。纤支镜对于诊断支气管结核、异物吸入及气道良、恶性肿瘤具有重要价值。

（2）不明原因的咯血或痰中带血。纤支镜检查有助于明确出血部位和出血原因。

（3）不明原因的局限性哮鸣音。纤支镜有助于查明气道阻塞的原因、部位及性质。

（4）不明原因的声音嘶哑。可能因喉返神经受累引起声带麻痹或气道内新生物导致声音嘶哑，纤支镜有助于鉴别。

（5）痰中发现癌细胞或可疑癌细胞。纤支镜有助于查找癌细胞来源。

（6）X线胸片和(或)CT检查提示肺不张、肺部结节或块影、阻塞性肺炎、炎症不吸收、肺部弥漫性病变、肺门和(或)纵隔淋巴结肿大、气管或支气管狭窄以及原因未明的胸腔积液等异常改变者。

（7）肺部手术前检查，对指导手术切除部位、范围及估计预后有参考价值。

（8）胸部外伤、怀疑有气管或支气管裂伤、断裂，纤支镜检查常可明确诊断。

（9）肺或支气管感染性疾病（包括免疫抑制患者支气管、肺部感染）的病因学诊断，如通过气管吸引、保护性标本刷或支气管肺泡灌洗获取标本进行培养等。

（10）机械通气时的气道管理。

（11）疑有气管、支气管漏的确诊。

四、禁忌证 》》

（1）活动性大咯血。若需要行纤支镜检查，应在建立人工气道后再进行，以防止患者发生窒息。

（2）严重的高血压和心律失常。

（3）新近发生的心肌梗死或有不稳定性心绞痛发作史。

（4）严重的心、肺功能障碍。

（5）不能纠正的出血倾向，如凝血功能严重障碍、尿毒症及严重的肺动脉高压等。

（6）严重的上腔静脉阻塞综合征。因纤支镜检查导致喉头水肿和严重的出血。

（7）疑有主动脉瘤。

（8）多发性肺大疱。

（9）全身状况极度衰竭。

五、检查指导

1. 检查前准备

（1）让患者或家属了解做纤支镜检查的必要性、目的、方法、可能出现的不良反应和术前准备事项，减轻其疑虑和恐惧心理，使患者积极配合检查。

（2）检查前4～6h禁食。

2. 检查中配合

（1）在检查过程中患者需通过鼻导管吸入氧气。

（2）在检查过程中，患者取仰头平卧位，使气道平伸。当纤支镜进入声门时患者需配合憋气。麻醉药滴入后引起呛咳属于正常现象，患者可平静呼吸，放松声门，以减轻不适感。

（3）检查中有少量出血属正常现象。如果有大出血，医生可直接在镜下行止血治疗，故患者不必紧张。

3. 检查后指导

（1）患者取舒适体位静卧30min，医护人员会在此期间观察患者生命体征变化。

（2）术后应禁饮、禁食2h，2h后可进温凉饮食。术后咽喉部不适感为麻醉效应，无需特殊处理。

（3）若术后发生咯血多、胸闷、气喘加重等情况，应及时告知医生处理。

第二节　胃　镜

一、简　介

　　胃镜检查是将附有光源的特殊管子从患者的口腔插入，经食道送入胃及十二指肠。通过这根特殊的管子，医生能清楚地看到患者食道、胃及十二指肠的情况，从而做出诊断和治疗。无痛胃镜即在检查前给患者注射一定量的麻醉镇静药物，这些药物对于大多数患者安全有效，它能使患者在检查时处于睡眠状态，从而避免了做普通胃镜时带来的恶心不适和恐惧感。

二、适应证

　　（1）有上消化道症状，如上腹胀痛不适、胃灼热及反酸、吞咽不适、嗳气。或有不明原因贫血、食欲不振、体重下降等。

　　（2）原因不明的急（慢）性上消化道出血。

　　（3）上消化道钡餐造影检查不能确定病变，或症状与钡餐检查结果不符者。

（4）需要随访的病变，如溃疡病、萎缩性胃炎、癌前病变、术后胃出现不适症状等。

（5）高危人群（食道癌、胃癌高发地区的人群或有消化道肿瘤家族史的人）的普查。

（6）适于胃镜下治疗或操作的疾病，如胃内异物、胃息肉、食道贲门狭窄等。

三、禁忌证

1. 绝对禁忌证

（1）严重心脏病，如严重心律失常、心肌梗死活动期、重度心力衰竭。

（2）严重肺部疾病，如哮喘、呼吸衰竭不能平躺者。

（3）严重高血压、精神病及意识明显障碍不能配合者。

（4）食道、胃、十二指肠急性穿孔。

（5）急性重症咽喉部疾病，胃镜不能插入者。

（6）腐蚀性食道损伤急性期。

2. 相对禁忌证

急性病或慢性病急性发作，经治疗可恢复者，如急性扁桃体炎、咽炎、急性哮喘发作期等。

四、检查指导 》

1. 检查前准备

（1）做无痛胃镜有一定风险,对于有哮喘、心脏疾病、脑血管疾病的患者,或有药物过敏史,及年龄＞65岁的患者,不建议做无痛胃镜。

（2）检查前一天晚餐不宜过饱,晚10点以后禁食、禁水。检查当天禁食、禁水,如果患者被安排在10点以后检查,早上6点可喝少量糖水。

（3）如果患者长期服用药物,检查当天药物可照常服用,并告知检查医生。

（4）检查当天需家属陪同前来。

（5）如果需要在胃镜下做治疗,患者术前须验血(血常规、凝血功能等)。

（6）检查前,患者最好排空膀胱。进入检查室后,解开领口、裤带,取下义齿和眼镜,取左侧卧位于检查台上。

（7）如果患者已做过钡餐检查,那么3天后才可以做胃镜检查。

（8）如果患者有幽门梗阻,检查前晚上应进行洗胃,彻底洗出胃内容物。不能在检查当天再洗胃,因洗胃后胃黏膜颜色改变,会影响检查结果。

（9）检查时患者随身带干毛巾一块或纸巾。

2. 检查中配合

（1）为使胃镜能顺利通过咽喉,患者在检查前需口服一支麻醉剂。

（2）行无痛胃镜的患者躺在检查台上后,护士会监测血压、心率及脉搏氧饱和度,如果各项指标都符合要求,接下来由麻醉师给患者注射麻醉镇静药物,药物进入体内后患者很快会进入睡眠状态。

（3）医生通过胃镜仔细观察患者上消化道的情况,还会从胃部取少量组织做病理检查。

（4）等患者醒来时,胃镜检查已全部结束。

3. 检查后指导

（1）检查完毕后护送人员将患者送到恢复室休息,同时还会继续监测患者的生命特征。

（2）患者稍等片刻即可拿到胃镜检查报告。病理报告于一周后领取,住院患者的报告会送到病房。

（3）患者可能会感到喉咙痛、胃胀,这是正常现象,休息片刻后会好转。

（4）检查完2h后患者可以进温凉流质饮食,下一餐进半流或易消化软食。第二天恢复正常饮食。如患者做了息肉摘除或其他胃镜下治疗,那么需禁食24h或遵医嘱进食。

（5）检查后需注意患者有无腹胀、腹痛、黑便或呕血,如有上述症状,需及时告知医生或护士。

（6）做无痛胃镜后，因为麻醉药物的作用，患者睡醒后可能会有头晕、感觉滞后的情况，所以为安全起见，患者在检查后24h内绝对不要驾车、骑车，上、下楼梯需小心，外出需由成人陪同。

第三节　食道造影

一、简　介

食道在正常情况下是不能通过普通X线检查显影的，而食道造影就是利用造影剂配合X光透视将食道显影出来。

最常用的食道造影剂是粉状的医用硫酸钡，将其加入适量的清水，搅拌成胶状的乳白色液体。患者吞下后，造影剂就会将食道表面覆盖，在X线透视下显影。医用钡剂无毒副作用，不会被人体吸收，数日内会经消化道排出体外。

二、作　用

确诊食道、胃部及十二指肠黏膜是否存在缺损、狭窄及溃疡等。

三、适应证

（1）肿瘤或异物造成吞咽困难，需要钡餐食道造影来诊断吞咽困难的原因。

（2）明确食管肿瘤的性质、部位和范围。

（3）了解门静脉高压患者有无食管静脉曲张。

（4）食管先天性疾病。

（5）了解纵隔肿瘤、心血管疾病等对食管的压迫情况。

四、禁忌证

（1）急性腹膜炎。

（2）怀疑有胃肠穿孔。

（3）消化道出血急性期。

（4）吞咽功能紊乱，不能合作者。

（5）完全卧床，不能自主活动者。

五、检查指导

1. 检查前准备

（1）检查前4h开始禁食，一般在午夜后不再进食，婴儿只需在检查前停止喂奶一次。

（2）儿童应有家属陪同。

（3）患者如怀疑自己已怀孕或在备孕状态，应及时告知医护人员。

（4）检查前,患者需脱下外衣,取下发卜、项链等金属物品。

（5）因为食道造影需吞服钡剂,患者应遵医护人员的安排,先行其他放射检查,最后再行食道造影检查。或食道造影检查1周后再行其他放射检查,3天后行胃肠镜检查。

2. 检查过程

患者根据医生的指示,吞下造影剂,之后医生会利用X线透视器,从不同角度检查食道。食道检查没有任何痛苦。

3. 检查后指导

（1）检查后几天,大便会呈白色(是钡剂从大便排出)。

（2）多喝开水,以免便秘。

第四节　肠　镜

一、简　介

肠镜检查是将附有光源的特殊管子由患者的肛门插入,通过这根管子,医生能看到患者肠腔的情况,从而对疾病做出诊断和治疗。无痛肠镜即在检查前给患者注射一定量的麻醉镇静药物,这些药物对大多数患者是安全有效的,它能使患者在检查时处于睡眠状态,从而避免了做普通肠镜时的不适感和恐惧感。

二、适应证

（1）原因不明的腹泻、腹痛、便血、黑便、大便检查潜血阳性、大便习惯改变、消瘦、腹部包块、贫血,怀疑结肠、直肠病变者。

（2）钡剂灌肠发现有肠腔狭窄、溃疡、息肉、肿瘤、憩室等病变,需进一步明确病变性质。

（3）转移性腺癌,寻找原发病灶者。

（4）溃疡性结肠炎、克罗恩等疾病的诊断与随访。

（5）大肠癌高危人群筛查。

（6）大肠癌、肠息肉术后复查。

（7）止血、息肉摘除治疗。

三、禁忌证

（1）急性弥漫性腹膜炎。

（2）严重心肺功能衰竭、严重高血压、脑血管病变、精神异常及昏迷患者。

（3）急性重度结肠炎、重度放射性肠炎。

（4）肛门或直肠严重狭窄、肛周脓肿、肛裂。

（5）严重腹水、妊娠妇女。

（6）腹腔内广泛粘连者。

（7）癌症晚期伴有腹腔内广泛转移者。

四、检查指导 》》

1. 检查前准备

（1）如患者有便秘史,应告知患者检查前一天需进少渣半流质饮食,不吃粗纤维饮食以及带籽、带皮的水果,检查当天禁食。如患者无便秘史,只需检查当天禁食。

（2）下午检查者,当天早晨进食半流质饮食,8点起开始口服离子泻药(服药方法具体见本节后附文"复方聚乙二醇电解质散服用方法"和"硫酸镁服用方法"),务必使大便如清水样,没有粪便。肠道准备不佳的话,会影响检查效果。检查当天中午需禁食,如患者感觉头昏无力,可喝一些糖水。如上午行肠镜检查,需检查前一天晚餐后口服离子泻药,第二天禁食早餐。

（3）如患者长期服用药物,检查当天药物可照常服用,并告知检查医生。

（4）如患者有高血压、心肺疾病、脑血管疾病、精神疾病和药物过敏,务必告知检查医生。

（5）如果需要在肠镜下做治疗,术前患者须验血(血常规、凝血功能等)。

（6）肠镜检查必须由家属陪同。

2. 检查时患者体位

检查时患者的体位见图2-4-1。

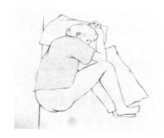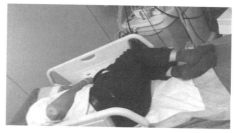

图2-4-1 肠镜检查时患者的体位

3. 检查过程

（1）患者躺到检查台上后，护士会监测患者的生命体征。如行无痛肠镜，麻醉师会给患者静脉输液输入镇静、止痛药物。

（2）药物很快会发生作用，患者感觉昏昏欲睡。医生开始肠镜检查，这个过程患者可能会有些不适，但大多数患者都能耐受。

（3）医生根据患者的具体情况决定是否活检，并做出诊断和治疗。

4. 检查后指导

（1）检查结束后护送人员将患者送至恢复室卧床休息，同时监测其生命体征。

（2）检查过程中如没有发现病变，通常不需要活检，患者稍等片刻即可拿到肠镜检查报告；如做了活检，门诊患者可于一周后取病理报告,住院患者一周后会收到病理报告。

（3）没有做活检的患者检查结束后即可进食,且没有禁忌。如做了活检,检查当天需进软食。如做了息肉摘除或其他肠镜下治疗,那么需禁食24h或遵医嘱进流质、半流质1～2天。

（4）检查结束后患者可能有腹胀、腹痛,不必紧张,肛门排气后这些情况便会缓解。如腹胀、腹痛持续不缓解,而且有加剧或便血等情况,应及时告知医生。

（5）无痛肠镜检查后,因为麻醉药物的作用,患者可能会有头晕、感觉滞后的情况,为安全起见,在检查后24h内患者绝对不要驾车、骑车,上、下楼梯需小心,外出需由成人陪同。

▶附

一、复方聚乙二醇电解质散服用方法

1. 若下午行肠镜检查,检查当天上午7:00,把3盒药放入3000ml温开水中,冲服。首次服用600ml,以后每隔15min服用400ml,直至服完或排出清水样便。

2. 若上午行肠镜检查,检查前一天下午4:00,把3盒药放入3000ml温开水中,冲服。首次服用600ml,以后每隔15min服用400ml,直至服完或排出清水样便。

二、硫酸镁服用方法

1. 若下午行肠镜检查,检查前一天晚上7:00,口服50%

硫酸镁溶液50ml（半瓶），10min后，饮水2000ml，在2h内饮完。检查当天上午9：00，再次口服50%硫酸镁溶液50ml（半瓶），10min后，饮水2000ml，在2h内饮完。

2. 若上午行肠镜检查，检查前一天下午4：00，口服50%硫酸镁溶液50ml（半瓶），10min后，饮水2000ml，在2h内饮完。检查前一天晚上7：00，再次口服50%硫酸镁溶液50ml（半瓶），10min后，饮水2000ml，在2h内饮完。

第五节　　电子计算机断层扫描

一、简介

电子计算机断层扫描（computerized tomography, CT）是利用X线对人体的穿透性，对所选定的层面进行扫描，然后将获取的扫描信息经计算机处理后重建出人体断层图像（见图2-5-1）。CT图像具有较高的密度分辨率，是普通X线检查分辨率的10～20倍，并可以通过窗宽窗位技术来显示人体内病变组织与正常组

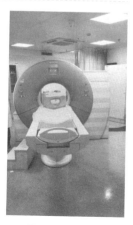

图2-5-1　CT

织之间的密度差异。

目前新一代多层螺旋CT具有扫描时间更短、成像速度更快等优势，同时还可以进行大范围容积扫描及后处理，真正实现某些脏器的多时相动态增强检查及功能研究。

最新的64排双源CT是一种通过两套X射线球管系统和两套探测器系统同时采集人体图像的CT装置，在获得诊断信息的同时，还可以大幅度降低患者的暴露剂量；在冠状动脉成像、痛风成像等方面具有明显的优势。

二、CT检查的分类

CT检查主要分三种，即CT平扫检查（不注射造影剂的常规CT）、CT增强检查（经静脉注入造影剂进行扫描）和CT动脉血管成像。

CT检查的原理是基于人体组织和器官与病变组织之间存在密度差异，但如果该病变的密度与周围正常组织和器官密度非常相近，CT平扫检出病变的概率就大大降低了。这时就需要增强扫描，通过注射造影剂来改变病变组织与周围正常组织的密度差异，提高病变的检出率，同时还可以获得病变的血供情况，以辅助判定病变性质。CT动脉血管成像是将CT增强技术与薄层、大范围、快速扫描技术相结合，通过合理的后处理，清晰显示全身各部位动脉血管细节，具有无创和操作简便的特点，对于血管变异、血管疾病以及显示病变和血管关系有重要价值。

此外,还有一种特殊的CT检查方式,即CT灌注扫描。在静脉注射造影剂的同时,对选定的层面进行连续多次同层扫描,以获得该层面的造影剂的动态变化,间接反映其血流灌注量的变化。CT灌注扫描在颅脑、心肌等领域的开展可对某些缺血性疾病的早期诊断和治疗后的疗效判定有帮助。

三、适应证

（1）颅脑:如颅脑肿瘤、脑出血、脑梗死、颅脑外伤、脑先天性畸形、脑积水、脑萎缩等。

（2）头颈部:如眼眶和眼球的良、恶性肿瘤,眼肌病变;鼻窦及鼻腔的炎症、息肉及肿瘤;鼻咽部肿瘤,尤其是鼻咽癌;喉部肿瘤;甲状腺肿瘤等。

（3）胸部:如肺肿瘤性病变、炎症性病变、间质性病变、先天性病变等,支气管扩张、支气管肿瘤等。

（4）腹部和盆腔:如肝、胆、脾、胰、肾、肾上腺、输尿管、前列腺、膀胱、子宫及附件、腹腔等。

（5）脊柱和骨关节:如椎管狭窄,椎间盘膨出、突出,脊柱小关节退变等脊柱退行性病变,脊柱外伤、结核、肿瘤等。

四、禁忌证

（1）妊娠或者待孕妇女一般禁止做CT检查,如临床确实需要，必须让患者了解 CT 检查的危险性。

（2）急性出血病变不宜进行增强或 CT 造影。

（3）情绪不稳定的患者或有急性持续痉挛者不宜做 CT 检查。

五、检查指导

1. 检查前准备

（1）胸、腹部检查前要进行呼吸屏气试验，以避免呼吸伪影干扰。

（2）检查前除去检查部位的金属物品或高密度物品，如发卡、项链、胸针、皮带、钥匙等，以防止伪影的产生。

（3）增强扫描前，患者应告知医生是否有过敏史；造影剂过敏、严重肝肾功能损害及甲亢患者禁止做 CT 增强扫描。

（4）行增强扫描的患者检查前 4h 禁食、禁水，检查时带留置针。上腹部增强扫描检查时患者需携带 1000ml 水，并在检查前 5～10min 饮完。

（5）行下腹部及盆腔增强 CT 检查者需行清洁灌肠，同时膀胱留尿。

（6）危重患者检查时要有医护人员及患者家属陪同。

（7）腹部检查要求空腹 4h 以上。检查前一周内不做胃肠道钡剂造影，不服含有金属的药物。

2. 检查中配合

（1）检查时患者不能随意变动体位，对幼儿或昏迷患者等不能合作的患者可给予镇静剂以制动。

（2）检查时要注意防护生殖器和眼睛。

3. 检查后指导

行增强扫描的患者检查结束后应压迫穿刺点10min，并留观至少20min，无异常情况发生才可以离开。

第六节　磁共振成像

一、简　介

磁共振成像（magnetic resonance imaging，MRI）是用人体组织中氢原子核（质子）在磁场中受到射频脉冲的激发而发生核磁共振现象，产生磁共振信号，经过电子计算机处理，重建出人体某一层面图像的成像技术。

MRI检查具有多参数成像、多序列成像的特点，可以直接获得多方位的断层图像，具有极高的软组织分辨率，并且受血管内流动的血液影响产生流空效应。同时，MRI还可以进行功能成像和波谱成像。MRI除以上诸多独特优势外，还是一种无辐射损伤的安全检查,目前已广泛用于人体各系统和部位的检查,如中枢神经系统、头颈部、纵隔、心脏和大血管、消化系统、泌尿生殖系统、肾上腺、腹腔和腹膜后以及骨关节和软组织异常、肿瘤和肿瘤样病变、炎性病变和外伤性病变等的诊断(见图2-6-1)。

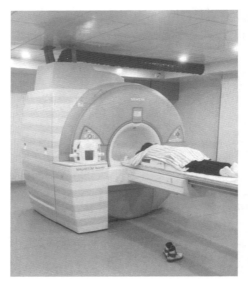

图2-6-1　MRI检查

二、MRI检查的分类

　　MRI检查主要分四类,即MRI平扫(不注射造影剂的常规MRI)、MRI增强(经静脉注入造影剂进行扫描)和MRI血管成像和MRI特殊成像(包括功能成像和波谱成像)。

三、禁忌证

（1）严禁患者和陪伴家属将所有有铁磁性的物品及电子产品靠近、带入检查室。这些物品包括钥匙、手机、手表、打火机、金属硬币、发卡、磁卡、皮带、项链、耳环、带有金属的衣服和内衣、膏药等。

（2）体内安装、携带以下物品及装置的患者（包括陪伴家属）不能进入磁体间。包括心脏起搏器；未知安全性的血管支架；人工心脏瓣膜；动脉瘤夹、冠状动脉支架置入术后三个月内；人工耳蜗；金属节育环；有手术史、钢钉及钢板等骨科金属置入史；装有助听器；有金属义齿；有义眼及义肢等。

（3）有幽闭恐惧症，或需生命支持及抢救的危重患者无法行 MRI。有各种手术史（特别是器官移植，心、肾手术史等）者，患者及家属需于检查前特别声明，以确保安全。

（4）妊娠早期妇女（妊娠三个月内）不得进行 MRI 检查。

四、检查指导

1. 检查前准备

（1）对有固定义齿、节育器、文眼线、留存在体内的钛合金物体（如脊柱钛合金固定装置）等的患者应于检查前通知医生，医生根据具体情况决定可否进行 MRI 检查。

（2）检查前应先除去有铁钩、铁扣和拉链的衣裤、内衣、化纤织物、皮带等物品及装饰品,应身穿纯棉质料的衣裤进行检查。腹部检查前3天内禁服含金属离子类药物,检查前12h空腹,禁食、禁水。

（3）MRI检查属无损伤性检查,对人体无辐射伤害。但检查时机器噪音较大,此为正常现象,患者可做好心理准备,检查时不慌乱,保持绝对静止。

（4）在做腹部、心脏检查时,患者应配合技师的口令进行屏气。盆腔及妇科检查前需清洁肠道,同时膀胱留尿。

（5）对于儿童或昏迷患者等不能合作的患者,可用镇静剂制动。

（6）增强MRI检查给患者提前打留置针。

2. 检查过程

（1）放射技师会让患者舒适地躺在检查台上,并保持特定姿势,直至检查完毕,以确保影像清晰。

（2）患者连同检查台被送进磁共振扫描器内。由于技术上的需要,扫描器内的空间较狭窄。仪器内设有对讲系统,患者有紧急情况可以呼喊,切勿自己乱动。

（3）磁共振仪工作时,会间歇性地发出较强的噪音,患者需尽量配合检查,如确实不能忍受,可以让工作人员给佩戴耳塞。

（4）MRI检查速度较慢,根据不同的检查部位,检查时间为10～30min。

3. 检查后指导

行增强扫描的患者检查后应压迫穿刺点 10min，并留观至少 20min，无异常情况发生方可离开。当日可适当饮水以加快造影剂的排泄。

第七节　超声检查

一、简　介

超声检查没有放射性，对人体安全、无害，可广泛应用于全身各脏器系统及产前对胎儿的检查，可获得要检脏器的切面图像，清晰地显示器官形态，使医生可以对器官进行直观的形态观察（见图 2-7-1）。

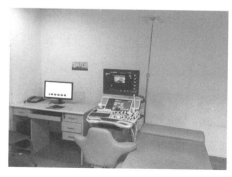

图 2-7-1　超声检查

二、检查指导 》》

1. 检查前准备

（1）凡检查肝、胆囊、胆管、胰腺、腹膜后脏器、肾上腺、上腹部肿块、腹主动脉、肠系膜上动脉、肾动脉等时需空腹、禁食、禁水 8～12h，检查前一天晚餐不宜吃油腻及容易引发胀气的食物。

（2）凡检查膀胱、输尿管下段，或经腹检查前列腺、子宫附件者，必须膀胱充盈。可在检查前 2h 饮开水 1000ml 左右，检查前 2～4h 不要排小便。

（3）凡行经直肠彩超者，检查前需排尽大、小便；凡行经阴道彩超者，检查前需排尽小便。

（4）如同时要做胃肠道 X 线造影、胃镜、肠镜及同位素检查时，超声检查应在上述检查前进行，或在完成上述检查 3 天后进行。

（5）做腹腔器官检查时，遇腹腔气体过多或有便秘的患者，检查前一天晚上可服缓泻药，或在检查前灌肠。

（6）妇产科患者超声检查前 2～3h 应停止排尿，必要时饮水 500～800ml，务必使膀胱有发胀的感觉。如果在怀孕初期，则不必饮水，以免膀胱过度充盈而压迫子宫。如行经阴道超声检查，则无需特别饮水。

2. 检查中配合

患者需根据医生要求进行体位改变。

第八节　肝功能剪切波量化超声

一、简　介))

肝功能剪切波量化超声可实现对肝脏硬度和脂肪变进行无创定量检测,大大提高了肝纤维化、肝硬化、脂肪肝的检出率,为肝纤维化和脂肪肝的早期诊断、早期治疗和预防提供了可能。

二、作　用))

实现肝脏硬度、脂肪变定量检测,可对患者进行长期动态跟踪及随访。

三、适应证))

各种慢性肝病,包括病毒性肝炎、酒精性肝炎及自身免疫性肝病等所导致的肝纤维化、肝硬化及脂肪肝的检查。

四、禁忌证 》》

该检查不用于肝脏以外的器官；不用于置入了起搏器、除颤器等的患者；测量点有伤口、孕妇、有腹水会影响测量的准确性。

五、检查指导 》》

1. 检查前准备

该检查需要在患者进食2～3h后进行。

2. 检查中配合

（1）检查时患者需呈仰卧位，右臂最大限度伸展，测量位置在肝脏右叶。

（2）测量时患者应平稳呼吸，并尽量拉大肋间隙。

第三章

传染性疾病常见治疗技术

第一节　肝脏穿刺术

一、简　介

　　行肝脏穿刺术（简称肝穿刺）时，患者通常要接受局部麻醉，在超声或 CT 的定位和引导下经皮肤穿刺，或在腹腔镜的监视下直接穿刺。肝穿刺病理学检查主要用于各种肝脏疾病的鉴别诊断。肝穿刺还可以用于诊断性治疗，如肝脓肿穿刺排脓、肝囊肿抽液、肝癌瘤内注射药物或无水酒精等。

二、适应证

　　（1）肝功能异常。

　　（2）肝功能正常，但有肝病症状或体征者。

　　（3）不明原因的肝肿大、门脉高压或黄疸。

　　（4）对病毒性肝炎的诊断、病情追踪、疗效观察及预后判断。

　　（5）肝内胆汁淤积的鉴别诊断。

（6）慢性肝炎的分级。

（7）慢性肝病的鉴别诊断。

（8）肝内肿瘤的细胞学检查及药物治疗。

（9）对不明原因的发热进行鉴别诊断。

（10）对肉芽肿病、结核病、布鲁杆菌病、组织孢浆菌病、球孢子病、梅毒等疾病的诊断。

三、禁忌证

（1）有出血倾向的患者，如血友病、海绵状肝血管瘤、凝血时间延长、血小板计数 $< 80 \times 10^9/L$ 者。

（2）大量腹水或重度黄疸者。

（3）严重贫血或一般情况差者。

（4）肝昏迷者。

（5）严重肝外阻塞性黄疸伴胆囊肿大者。

（6）肝缩小或肝浊音界叩不清。

（7）疑为肝包虫病或肝血管瘤者。

（8）严重心、肺、肾疾病或重要脏器功能衰竭者。

（9）脓胸、膈下脓肿、胸腔积液或其他脏器有急性疾病患者，穿刺处局部感染者。

（10）严重高血压患者。

（11）儿童、老年人等不能合作的患者。

四、手术指导

1. 术前指导

（1）患者术前应注意防寒保暖,饮食应富含营养易消化,避免咳嗽、呕吐等增加腹内压,防止内出血。

（2）练习深呼吸和屏息呼吸以配合手术。

（3）学会床上使用便器,以便术后能顺利排便。

（4）保持皮肤清洁,防止感染。

（5）术前排空大小便。

（6）配合监测生命体征,放松心情。

2. 术中操作

术中操作见图3-1-1。

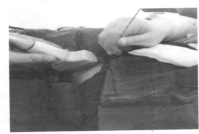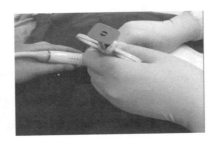

图3-1-1　肝穿刺操作

3. 术后指导

（1）穿刺后压迫穿刺点10～15min。再用沙袋压迫穿刺部位,并用腹带包扎,于术后6～12h后去除。绝对平卧12h,床上排便。

（2）穿刺部位会有轻微疼痛感,患者可以深呼吸放松肌肉。如有疼痛加剧、头晕、心慌、出冷汗等,应及时报告。

（3）穿刺三日内勿提重物,一周内勿做剧烈运动。

4. 并发症观察

（1）局部疼痛。右上腹或右肩可能有轻微钝痛,一般不需要处理。

（2）出血。出血可在腹腔内、胸腔内或者肝脏内,因此应观察患者生命体征,并注意患者面色、主诉等。

（3）发生肝脏胆汁外漏,或者穿透胆囊者,可引起胆汁性腹膜炎,应观察有无腹痛、恶心、呕吐等。

（4）气胸。观察患者有无胸闷、气促。少量气胸者不需处理,积气较多时需抽气。

（5）迷走神经反射。迷走神经反射表现为急性暂时性低血压,心率减慢,出冷汗,可予观察,一般不需要处理。

第二节 肝动脉化疗栓塞

一、简 介

肝动脉化疗栓塞是在影像设备（X线、CT或MRI）引导下,通过经皮穿刺途径将导管选择性或超选择性插入到肿瘤供血靶动脉后,以适当的速度注入适量的栓塞剂,使靶动脉闭塞,肿瘤组织缺血、坏死。

二、适应证

（1）原发性肝癌无手术指征或不愿接受手术切除的患者。

（2）原发性肝癌肿瘤体积较大者,术前进行栓塞化疗可使肿瘤体积减小,瘤体血供减少,便于手术治疗,并可降低肿瘤复发和播散的风险。

（3）作为非根除性肿瘤切除术后的辅助治疗手段,为再行根治切除术创造条件。

（4）控制疼痛、出血。

三、禁忌证

（1）严重的肝功能不全和肝硬化,肝功能 Child 分级 C 级（有重度黄疸和腹水）。

（2）门静脉主干完全阻塞,无充足的侧支循环。

（3）肿瘤体积大于肝脏体积的70%。

（4）白细胞计数$<1.0\times10^9$/L,血小板计数$<100\times10^9$/L。

（5）肿瘤广泛转移或恶病质。

四、手术指导

1. 术前指导

（1）向患者讲解治疗方法和手术可能出现的并发症，通过有针对性的心理护理，减轻患者的紧张、焦虑情绪，从而积极配合医生的治疗，保证手术顺利进行。

（2）完善术前检查，如血常规、肝肾功能、凝血功能、胸片、心电图、CT检查等。

（3）营养指导。指导患者进食高热量、高蛋白质、低脂肪、富含维生素、易消化的饮食。戒烟、酒，多吃新鲜水果、蔬菜，保持大便通畅。

（4）皮肤准备。皮肤准备范围包括双侧髂前上棘至大腿上1/3，包括会阴部。

（5）指导患者练习在床上排尿、排便，术前排空膀胱。

（6）查看患者双下肢动脉搏动情况，以便术后对照。

（7）告知患者术前4h禁食、术前2h禁水。高血压患者降压药物仍需服用；糖尿病患者勿服降糖药物或注射胰岛素针。

2. 术中操作

术中操作见图3-2-1。

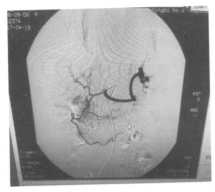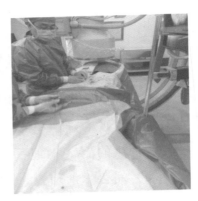

图3-2-1　肝动脉化疗栓塞操作

3. 术后指导

（1）饮食。告知术后禁食4h后可以进食，饮食宜清淡、易消化，如粥、面条等。多饮水，多进食水果、蔬菜。

（2）体位与活动。绝对卧床6h，1kg沙袋压迫穿刺部位6h，穿刺侧肢体制动24h，24h后可解除绷带和纱布，病情允许的情况下可下床活动。

（3）观察患者穿刺部位有无渗血、出血，检查足背动脉搏动，皮肤颜色、温度、感觉及运动情况。

（4）患者如出现疼痛、发热，应及时告知医生。

（5）患者如出现化疗反应，如恶心、骨髓抑制、肝肾功能不全等应按化疗不良反应护理。

4. 并发症观察

（1）穿刺部位出血及血肿：观察患者穿刺部位有因压

迫而出现皮下血肿、皮下瘀斑和血栓；观察下肢足背动脉搏动、肢端温度、色泽和活动情况，以便及时发现下肢血管栓塞。

（2）术后发热：多数患者在术后4～8h会出现体温升高，体温一般在38.5℃左右，持续1周。发热是机体吸收大量坏死肿瘤组织时的反应。

（3）术后腹痛：栓塞（或化疗）使肿瘤组织缺血、水肿和坏死，引起不同程度的手术后腹痛，多为烧灼痛，一般术后24～48h达高峰，3～4天缓解。

（4）胃肠道反应：插管化疗可引起较为明显的胃肠道反应，如恶心、呕吐、呃逆等，其原因是化疗药物的毒性作用或插管化疗时推药速度过快，药物积聚过多，反流至胃、十二指肠动脉，导致严重的胃肠道反应。

（5）白细胞和血小板计数减少：化疗药物对骨髓有抑制作用，可造成白细胞、血小板计数减少。

（6）肝功能受损：肝功能受损的原因一是肝动脉栓塞时肿瘤血供下降，同时周围组织血供也下降，导致肝细胞死亡。二是由于化疗药物和栓塞剂的毒性作用，肿瘤细胞在被杀伤的同时，大量正常肝细胞不可避免地受到损伤，但多为一过性肝功能异常。

第三节　无水酒精术

一、简　介

　　无水酒精术是在超声引导下,将无水酒精直接注入肝癌组织内,使癌细胞脱水、变性,进而凝固性坏死,属于一种化学性治疗肝癌的方法。采用无水酒精术治疗小肝癌,可使肿瘤明显缩小,甚至可以根治;采用无水酒精术治疗晚期肝癌,可以控制肿瘤生长的速度,延长患者的生存期。

二、适应证

　　(1) 直径＜3cm的小肝癌。

　　(2) 癌结节数目少于3个。

　　(3) 无大量腹水。

　　(4) 凝血功能正常。

三、禁忌证

　　(1) 大量腹水。

　　(2) 严重出血倾向。

（3）乙醇过敏者。

（4）严重肝功能不全、全身情况差或已出现恶病质者。

四、手术指导

1. 术前指导

（1）做好患者的心理护理,给患者讲解无水酒精术的大致经过、意义、优点及术中需要怎样配合,使患者以良好的心态接受治疗。

（2）协助患者做好各项检查,如凝血功能、血常规、肝肾功能、甲胎蛋白、CT、彩超等。

（3）详细询问患者有无饮酒史,及有无酒精过敏史。

（4）术前1天指导患者做小幅度胸式呼吸及屏气训练（时间应长于15s）,直至患者熟练为止。患者如有咳嗽,术前可使用止咳药。

（5）指导患者训练在床上排尿、排便;注意清洁腹壁皮肤。

（6）术前4～6h可适量进清淡、易消化的半流质饮食,但不可过饱。

2. 术后指导

（1）术后绝对卧床休息6～8h,用腹带包扎腹部,沙袋压迫穿刺处。

（2）定时监测血压、脉搏,评估患者主述症状,每30min测血压、脉搏一次,血压平稳后改为1h一次,监测至术后6～8h。

（3）术后严密观察伤口敷料有无渗血,注意检查沙袋及腹带是否起到压迫止血作用。

（4）若术后无恶心、呕吐等不适,可多饮水,进半流质饮食。第二天如无明显不适,可恢复正常饮食。

3. 并发症观察

（1）腹部不适:由于肝包膜张力增加、肝脏水肿等患者可出现腹部不适,一般在1～2天后症状减轻或消失。如疼痛剧烈,医生可根据情况给予止痛剂。

（2）发热:多数患者术后会有体温升高,持续1周左右,这与机体对坏死肿瘤组织的吸收有关。

（3）有的患者会有"醉酒"感,平时较少饮酒的患者会更明显,3～4天内可自行缓解。

第四节　腹水浓缩回输术

一、简　介

腹水浓缩是将抽吸出来的大量腹水经超滤或透析排出水和钠,然后将腹水中的自体蛋白再回输给患者。该治疗方法既可清除大量无用的腹水,解除或减轻腹部压迫症状,降低心脏负担,又可以大量输入自体白蛋白,提高血浆胶体渗透压。

二、适应证

（1）肝炎后肝硬化。

（2）肾病及自身免疫性疾病所致的腹水。

三、禁忌证

（1）感染性、血性、癌性腹水。

（2）严重心功能不全。

（3）肝性脑病2级以上。

（4）近期有上消化道出血。

（5）凝血功能障碍。

四、手术指导

1. 术前指导

（1）给患者介绍腹水回输术的目的、操作过程及配合要点,增强其对治疗的信心。

（2）完善常规检查,如血常规、凝血功能、生化检验、心电图、肝肾功能、血糖、尿糖、彩超等。

（3）术前清洁腹部皮肤。

（4）患者应配合护士测量腹围、生命体征等。

（5）训练在床上使用便器,术前排空大小便。

2. 术中操作

术中操作见图3-4-1。

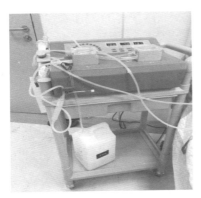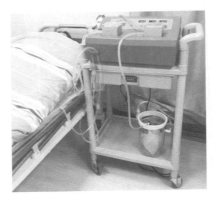

图3-4-1　腹水浓缩回输术操作

3. 术后指导

（1）术后需要用沙袋压迫穿刺部位,并用腹带包扎6～8h。患者咳嗽或移动身体时应用手压迫穿刺部位,以确保沙袋压迫位置准确。

（2）卧床休息24h,可取半卧位或侧卧位,尽量避免下床。

（3）保持穿刺处清洁、干燥,每天消毒、更换纱布,如有腹水渗出应及时更换敷料。

（4）指导患者进食低盐、低脂肪的饮食,不吃腌制食品,每天饮水量不超过1000ml。

4. 并发症观察

（1）低血压：在浓缩回输过程中要进行心电监护,避免浓缩过快导致有效循环血量不足而引起低血压。易发生血压下降者不宜进行此治疗。

（2）出血：浓缩过程中要常规使用肝素,防止腹水中的蛋白质凝固阻塞回路。输注结束后用等量的鱼精蛋白拮抗,防止出血。如有纤维蛋白凝块堵塞,可用20ml无菌注射器抽吸排出。

（3）发热：回输入血前使用糖皮质激素,避免引起发热。腹水形成时间较长的患者应慎用腹水回输。

（4）肝性脑病：回输后可口服乳果糖,以减少氨及其他毒性物质的吸收,防止发生肝性脑病。

（5）心力衰竭：回输入血时速度不宜过快,严密观察患者的呼吸、脉搏、血压及心肺功能的变化,防止发生心力衰竭。严重的心、肺功能不全者不宜进行腹腔穿刺。

（6）穿刺反应：穿刺中患者可能因紧张而出现头晕、心慌、出汗、面色苍白等反应,应事先给患者做好术后指导,消除其紧张心理。

第五节　自体外周血干细胞移植术

一、简　介

　　干细胞是具有自我更新及分化潜能的细胞,可以在体内或体外分化为各种组织细胞。

二、适应证

　　(1) 急性白血病。

　　(2) 淋巴瘤。

　　(3) 多发性骨髓瘤。

　　(4) 系统性红斑狼疮。

　　(5) 晚期乳腺癌。

　　(6) 肝硬化(特别是白蛋白偏低的患者)。

三、禁忌证

　　(1) 年龄>65岁者。

　　(2) 有心、肺、肝、肾功能不全者。

　　(3) 有不可控制的感染者。

　　(4) 患其他致命疾病者。

（5）不能耐受预处理方案者。

（6）无独立生活能力的精神病患者。

（7）无移植适应证者。

四、手术指导))

1. 术前指导

（1）全面了解患者的检查情况，如血常规、凝血功能、肝功能、电解质、心电图、CT等。

（2）采集前做好患者心理护理，消除患者紧张心理，取得患者配合，并训练其在床上排便。

（3）告知患者干细胞移植术的目的、操作过程及相关事项。

（4）嘱患者术前晚保证充足的睡眠，移植日尽量进食清淡流质饮食。

（5）告知患者需安排两名家属陪同前往。

2. 术中操作

术中操作见图3-5-1～图3-5-3。

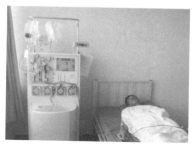

图 3-5-1　干细胞分离

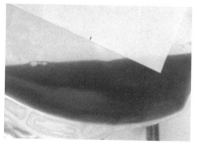

图 3-5-2　分离、收集到的干细胞

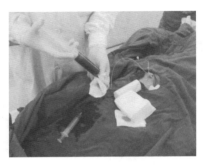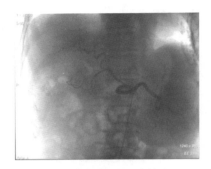

图3-5-3　经股动脉插管至肝固有动脉,将分离好的干细胞植入

3. 术后指导

(1) 严密观察患者病情,查看穿刺部位情况,看局部是否有血肿、渗出,并查看末梢肢体温度和术侧足背动脉搏动情况。保证输液管路通畅。给予心电监护,动态监测呼吸、心率、血压、血氧饱和度、尿量等变化。

(2) 观察患者有无腹胀、腹痛、头晕、恶心、心慌、出冷汗等不适,及时处理。

(3) 因术中使用造影剂,所以鼓励患者多饮水,以促进造影剂排出,必要时遵医嘱予应用利尿剂,记24h尿量。

(4) 穿刺部位的护理。穿刺点予加压包扎,沙袋压迫6h,术肢制动12h,平卧24h。

(5) 饮食护理。治疗后,为防止腹胀、排便困难,24h内忌食油腻、粗糙、生冷、刺激性食物;宜食易消化吸收的食物。

(6) 及时复查出血时间、凝血时间、血常规、肝功能、大便潜血试验等。

4. 并发症观察

（1）胃肠道反应：观察有无恶心、呕吐。

（2）发热：干细胞采集时血液内可能带有致热原，回输干细胞时患者会发热，因此需定期监测体温。

（3）疼痛：穿刺部位会有轻微疼痛。

（4）出血：观察插管处有无渗血、皮下出血或血肿。

（5）门静脉高压：术后应密切观察患者一般情况，警惕移植后门静脉压力升高所致的急性上消化道出血，严格控制移植细胞的数量、移植时的输入速度。

（6）深静脉血栓：深静脉血栓形成大都发生在制动状态，尤其在术后3～5天。

第六节　人工肝血浆置换术

一、简　介

将患者的血液引出体外，经过膜式血浆分离方法将患者的血浆从全血中分离出来弃去，然后补充等量的新鲜冷冻血浆或人血白蛋白等置换液,这样便可以清除患者血浆内的代谢毒素和致病因子,从而达到治疗的目的。

二、适应证 >>>

（1）重型病毒性肝炎：包括急性重型、亚急性重型和慢性重型肝炎。

（2）其他原因（包括药物、毒物、手术、创伤、过敏等）引起的肝功能衰竭。

（3）晚期肝病肝移植围手术期治疗。

（4）各种原因引起的高胆红素血症（肝内胆汁淤积、术后高胆红素血症等）内科治疗无效者。

三、禁忌证 >>>

（1）疾病晚期,出现难以逆转的呼吸衰竭、重度脑水肿伴有脑疝等症状者禁用。

（2）有严重循环功能衰竭者禁用。

（3）伴有弥散性血管内凝血状态者禁用。

（4）有较重的活动性出血者应慎用。

（5）妊娠晚期慎用。

（6）对治疗过程中所用药品（如血浆、肝素、鱼精蛋白等)过敏者应慎用。

四、手术指导

1. 术前指导

（1）做好患者的心理护理,向其解释治疗的目的、治疗经过,减轻患者紧张和焦虑的情绪。

（2）患者术前应逐步在床上锻炼解大、小便,以防治疗中、治疗后不适应床上大小便。

（3）洗净穿刺部位的皮肤,做好双侧腹股沟区备皮。

（4）当天饮食清淡、易消化,予含优质蛋白质、高热量、高维生素食物。嘱患者保持大便通畅。

（5）术前排空大小便。

（6）治疗前详细询问患者的病史,了解患者的病程、肝肾功能(特别是总胆红素)、凝血酶原时间、血型、出血史、血小板计数,有无肝昏迷前期表现等,以利于治疗时的观察。

（7）监测患者生命体征,凡血压偏低、心率快、体温高者,可纠正后再才行人工肝血浆置换术。

2. 术中操作

术中操作见图3-6-1。

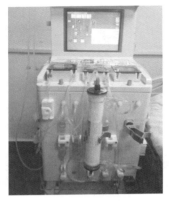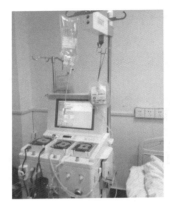

图 3-6-1　人工肝血浆置换术操作

3. 术后指导

（1）卧床休息 24h，穿刺侧肢体勿用力，一切日常活动（包括进食、大小便）均在床上完成。24h 后可下床活动，逐渐增加活动量，避免剧烈运动。

（2）穿刺部位按压时间不少于 30min，凝血功能差者，需延长按压时间。股静脉穿刺处沙袋再压迫 6h。

（3）穿刺部位敷料 24h 无渗血、渗液者可去除，保持局部清洁、干燥。

（4）患者如出现皮疹、瘙痒及穿刺处有疼痛、麻木、肿胀、渗血、渗液等，需及时告诉医护人员。

（5）监测体温，防止感染。每天测体温、脉搏、血压。

（6）口腔护理。用 0.02% 甲硝唑溶液漱口，每日 4～6 次，保持口腔清洁、湿润。

（7）皮肤护理。每日用温水擦浴，保持皮肤清洁、干燥。

（8）最好设单人病房，保持病室内空气清新，温度、湿度适宜，减少陪护人员，每日用紫外线照射 1h。

4. 并发症观察

（1）出血：观察插管处有无渗血、皮下出血或血肿。

（2）低血压：术中需密切观察患者血压、心率变化。

（3）继发感染：观察患者术后有无发生与人工肝治疗管路有关的感染或血源性感染。

（4）过敏反应：观察有无荨麻疹、呼吸困难、心血管症状及胃肠道症状等。

第七节　　内镜下硬化剂注射术

一、简　介

内镜下硬化剂注射术是指用特制的注射针将药物（硬化剂）注射入曲张的静脉内或静脉旁，使食管-胃底曲张静脉闭塞，从而防止食管-胃底静脉曲张破裂出血。

二、适应证 》》

（1）食管-胃底静脉曲张破裂出血时的紧急止血。

（2）重度食管-胃底静脉曲张，有出血史、高龄、肝功能严重受损伴严重并发症，不能耐受手术者。

（3）以往有食管-胃底静脉曲张出血，当前仍有出血倾向，预防再出血。

（4）近期曾有出血的食管-胃底静脉曲张者，为手术治疗创造较好条件。

三、禁忌证 》》

（1）患者上消化道正在出血，呼吸、循环状态不稳定者，或处于休克状态的患者。

（2）肝性脑病。

（3）内镜视野非常不清晰，曲张的静脉不能满意暴露者。

四、手术指导 》》

1. 术前指导

（1）了解患者的病情情况，做好其心理工作，向患者解释食管-胃底静脉曲张疾病的治疗及注意事项等知识，缓解或消除患者的焦虑、不安情绪。

（2）禁食、禁水8～10h。

（3）练习在床上大小便。

（4）术前更换手术衣裤。

2. 术中操作

术中操作见图3-7-1。

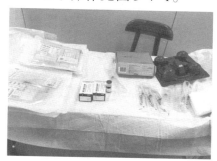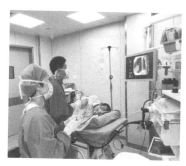

图3-7-1 内镜下硬化剂注射术操作

3. 术后指导

（1）术后卧床休息1～2周,术后24h内绝对卧床休息。术后1周缓慢开始床边活动,避免因突然运动或疲劳而引发出血。

（2）术后24h内禁食,遵医嘱补液,24h后可进流质饮食（如牛奶、豆浆等）。根据病情,术后2天后可改为半流质饮食,忌硬、热及刺激性食物,避免损害食道黏膜。饮食以高热量、高蛋白质、高维生素、易消化的食物为主。

（3）定时监测生命体征。

（4）自我观察大便颜色、性质等,有任何不适及时汇报。

（5）嘱患者避免用力排便、咳嗽等各种增加门脉压力的因素。

（6）术后3～6个月须复查胃镜,若发现有出血征兆,应立即再次进行内镜下硬化治疗。

4. 并发症观察

（1）发热:一般为低热,出现在术后2～3天,体温为37.6～38.7℃,可能与食管炎或周围食管炎有关,应定时监测患者的体温变化。

（2）再出血:主要原因是穿刺痂皮脱落、黏膜糜烂或溃疡,术后应密切注意患者呕吐物和大便的颜色,观察患者意识、脉搏的变化。

（3）胸骨后疼痛:这与硬化剂注射后局部黏膜暂时性水肿和食管功能异常有关,一般患者3～5天后可自行缓解。如疼痛时间较长或程度较重,则应考虑发生了食管穿孔。

（4）溃疡、穿孔:主要与硬化剂的刺激、注射的次数及硬化剂在黏膜下泄露的程度有关,观察患者有无腹痛、腹胀、恶心呕吐、腹膜刺激征等情况。

（5）吞咽困难:因多次或大剂量注射硬化剂引起食管狭窄、食管下段括约肌压力降低而造成,可视情况做气囊扩张。嘱患者不必恐惧和焦虑,吞咽困难多为一过性,一般出现在术后5天内,持续3～5天后可自行缓解。进食温凉流质,少量多餐也可减轻上述症状。

第八节 射频消融术

一、简 介

　　射频消融术是依据肿瘤细胞对热的耐受能力比正常组织细胞差,在42℃以上可杀死肝癌细胞或引起肝癌细胞 DNA 损伤的原理,在超声(或 CT)引导下,经皮穿刺,将探针定位于肿瘤组织,射频针针尖的集束电极发出中、高频的射频波,激发组织细胞进行等离子震荡,离子相互撞击产生 100～120℃的热量,使肿瘤组织凝固坏死,快速杀死局部肿瘤细胞的一种治疗方法。

二、适应证

　　(1)直径≤5cm 的单发肿瘤或最大直径≤3cm 的 3 个以内的多发结节,无血管、胆管侵犯或远处转移,肝功能 Child-Pugh A 或 B 级的早期肝癌。

　　(2)单发肿瘤直径≤3cm 的小肝癌。

　　(3)无严重肝、肾、心、脑等器官功能障碍,凝血功能正常或接近正常的肝癌患者。

（4）不愿意接受手术治疗的小肝癌患者及深部或中型小肝癌患者。

（5）因手术切除后复发、中晚期癌等原因而不能手术切除的肝癌。

（6）肝脏转移性肿瘤化疗后。

（7）肝移植前控制肿瘤生长，移植后防止复发转移。

三、禁忌证

（1）肿瘤位于肝脏脏面，其中1/3以上外裸的肿瘤。

（2）肝功能 Child-Pugh C 级，TNM Ⅳ 期或肿瘤呈浸润状。

（3）肝脏显著萎缩，瘤体过大，需消融范围达1/3肝脏体积者。

（4）近期有食管-胃底静脉曲张破裂出血者。

（5）弥漫性肝癌，合并门脉主干或二级分支或肝静脉癌栓。

（6）主要脏器有严重的功能衰竭。

（7）有活动性感染、胆系炎症等。

（8）有不可纠正的凝血功能障碍或血象严重异常的血液病。

（9）顽固性大量腹水。

（10）意识障碍或恶病质。

四、手术指导

1. 术前指导

（1）术前一周进食高热量、高蛋白质、高维生素、易消化的饮食，提高机体抵抗力。避免感冒、咳嗽、腹泻、呕吐，以免增加腹内压。

（2）完善各项检查，如心电图、血气分析等。

（3）学会在床上使用便器，以便术后能顺利排便，确保患者能绝对卧床休息。

（4）术前禁食6～12h。

（5）洗净穿刺部位皮肤，保持皮肤清洁。

（6）更换手术衣裤，排空大小便。

（7）放松心情，配合术前血压、脉搏、呼吸监测。正常服用降压药。

2. 术中操作

术中操作见图3-8-1。

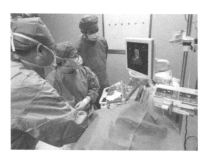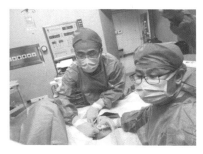

图 3-8-1 射频消融术操作

3. 术后指导

（1）卧床休息24h（全身麻醉还需去枕平卧6h）。

（2）禁食6h后无特殊情况就可进食，饮食应易消化，忌油腻、油炸、辛辣食物。保持大便通畅，避免增加腹内压。

（3）监测生命体征，检查伤口敷料情况。

（4）告知患者如有肝区胀痛或刺痛，可做深呼吸放松肌肉。如出现疼痛加剧、头晕、心慌、出冷汗，应及时呼叫。

（5）术后患者可能会出现发热、出汗较多的情况，告知患者多饮水，及时更换衣服，避免受凉。

（6）24h后伤口敷料可取下，需保持穿刺处干燥、清洁。

（7）24h后可下床适度活动，逐渐增加活动量，避免做剧烈活动。

4. 并发症观察

（1）出血：出血是最严重的并发症，应注意患者有无腹痛、腹部有否膨隆，密切观察生命体征，尤其是血压和心率。

（2）疼痛：疼痛是射频治疗后肿瘤组织坏死、肝组织炎性水肿和肝被膜张力增加所致，主要为胀痛，一般持续3～5天。疼痛程度与肿瘤大小、位置、患者的耐受程度及射频时所用的时间等有关。

（3）发热：大多数患者射频消融术后均有不同程度的发热，主要是机体吸收肿瘤的坏死组织而产生的吸收热，体温多见在37.5～38.5℃。

（4）肝功能异常：射频消融术后患者会有一过性肝功能障碍，因射频消融术对与健康的肝组织也有一定的损伤，故应适当应用护肝药，并定期复查肝功能和生化指标。

（5）皮肤灼伤：可因患者出汗使电极粘贴松动而导致，也可见于穿刺点附近射频针与导电针接触而致，故术后要及时观察穿刺点附近皮肤有无灼伤。

第九节　放射性粒子置入术

一、简　介

放射性粒子置入术是一种将放射源（^{125}I）置入肿瘤内部，使其摧毁肿瘤的治疗手段。

二、适应证

（1）未经治疗的原发肿瘤。

（2）需要保留重要功能性组织或手术会累及重要脏器的肿瘤。

（3）拒绝根治手术的肿瘤患者。

（4）预防肿瘤局部或区域性扩散。

（5）转移性肿瘤或术后出现孤立转移灶失去手术价值者。

三、禁忌证

（1）肿瘤质脆,易大出血者。

（2）肿瘤靠近大血管,并有感染和溃疡者。

（3）恶病质,不能耐受粒子治疗者。

（4）病灶范围广泛。

四、手术指导

1. 术前指导

（1）患者需完成各项常规检查,如血常规、凝血全套、肝肾功能、心电图、超声下定位等。

（2）向患者及家属做好宣教,取得其理解。

（3）根据手术需要,指导患者进行手术体位训练。

（4）超声引导下放射性粒子置入前患者可正常饮食;增强CT引导下放射性粒子置入术前患者需禁食6h。

（5）更换手术衣裤,排空大小便,放松心情,配合术前生命体征监测。

（6）术前遵医嘱注射镇静、止痛及止血药物。

（7）手术当日家属陪同,医护人员物品准备。

2. 术中操作

术中操作见图3-9-1。

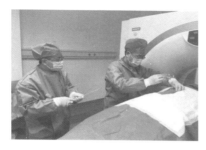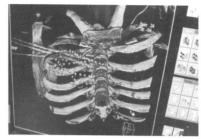

图3-9-1 放射性粒子置入术操作

3. 术后指导

（1）注意观察穿刺部位有无出血，术后绝对卧床6h，避免右侧卧位。术区腹带加压包扎6～12h。

（2）心电监护6h，监测生命体征。

（3）保持皮肤清洁、干燥，避免剧烈活动，防止粒子移位。

（4）放射防护。尽量单一病房或统一管理，病床间隔距离在1m以上，空气流通。嘱患者穿0.18～0.25mm当量铅橡胶布，可屏蔽90%～99%的辐射剂量。患者未穿铅橡胶布时，医护人员做各项操作时需与患者保持1m以上距离，尽量集中进行治疗。向家属宣教，患者治疗后6个月才可停止防护。

4. 并发症观察

（1）出血：24h内密切观察患者的血压变化、穿刺部位有无渗血。

（2）肺栓塞：大部分发生在置入术后14～28天，置入的粒子可能丢失或移位而引起肺栓塞。当患者发生呼吸困难、胸痛、咳嗽、发绀等，应立即汇报医生，嘱患者绝对卧床休息，勿深呼吸，避免剧烈咳嗽或用力活动。一旦发生肺栓塞，应立即给患者建立静脉通道，低流量吸氧。

（3）疼痛：观察疼痛性质，帮助患者取舒适体位，减少对患者不必要的搬动。

（4）感染：观察患者体温的变化。

（5）皮肤局部放射性损伤：注意局部皮肤有无红、肿、热、痛，以及破损、溃疡。

第四章

病毒性传染病

第一节　病毒性肝炎

一、简　介

病毒性肝炎是由多种肝炎病毒引起的,以肝脏炎症和坏死病变为主要病理改变的一组传染性疾病。目前已确定的肝炎病毒有甲型肝炎病毒(hepatitis A virus, HAV)、乙型肝炎病毒(hepatitis B virus, HBV)、丙型肝炎病毒(hepatitis C virus, HCV)、丁型肝炎病毒(hepatitis D virus, HDV)及戊型肝炎病毒(hepatitis E virus, HEV)这五种。

二、流行病学

1. 传染源

(1)甲型肝炎(简称甲肝):无病毒携带状态,急性期患者和隐性感染者为甲型肝炎的传染源。

(2)乙型肝炎(简称乙肝):急、慢性乙肝患者和病毒携带者是主要传染源,其中,以慢性患者和病毒携带者为主。

(3)丙型肝炎(简称丙肝):急、慢性患者和无症状病毒携带者是主要传染源。

（4）丁型肝炎（简称丁肝）：传染源与乙肝相似。传染源也是以慢性患者及携带者为主。

（5）戊型肝炎（简称戊肝）：与甲肝相似。

2. 传播途径

（1）粪-口传播：是 HAV 和 HEV 的主要传播途径。

（2）血液、体液传播：是 HBV、HCV、HDV 的主要传播途径。

（3）母婴传播：是 HBV 的重要传播途径之一，包括宫内感染、围生期传播、分娩后传播。HCV 也可通过母婴传播。

3. 易感人群

（1）甲肝：抗-HAV 抗体阴性者。人类对 HAV 普遍易感。甲型肝炎病后免疫一般认为可维持终身。

（2）乙肝：乙肝表面抗体阴性者。高危人群包括乙肝表面抗原阳性母亲的新生儿、乙肝表面抗原阳性者的家属、反复输血及血制品者、血液透析患者、接触血液的医护工作者等。

（3）丙肝：凡未感染过 HCV 的人，不分年龄和性别均对 HCV 易感。由于抗-HCV 抗体并非保护性抗体，感染后对不同株无保护性免疫。

（4）丁肝：人群普遍易感。以与 HBV 同时感染或重叠感染的形式存在，并且以重叠感染形式为主。抗-HDV IgG 并非保护性抗体。

（5）戊肝：凡未感染过HEV的人均对HEV易感，HEV感染后免疫不持久。抗-HEV并非保护性抗体。

三、临床表现 》》

肝炎患者主要临床表现为乏力、食欲减退、厌油、恶心、腹胀、肝肿大、肝功能异常，部分可出现黄疸，无症状感染常见。急性肝炎多在2～4个月恢复。甲肝和戊肝主要表现为急性肝炎，乙肝、丙肝、丁肝肿大多表现为慢性肝炎，并可发展为肝硬化和肝细胞癌。

四、健康指导 》》

（1）隔离指导：甲肝、戊肝患者应做好消化道隔离；乙肝、丁肝、丙肝患者做好血液、体液隔离。

（2）休息指导：休息是治疗病毒性肝炎的重要措施。急性肝炎早期患者应卧床休息，当症状好转、黄疸减轻、肝功能改善后可逐渐增加活动量，以患者不感觉疲劳为度；慢性肝炎宜根据患者病情和肝功能状况合理安排休息，活动期应静养，稳定期可逐渐增加活动量，以不感到疲劳为度；重型肝炎患者应绝对卧床休息。

（3）饮食指导：合理的饮食可改善患者的营养状况，促进肝细胞修复和再生，有利于肝功能恢复。急性期患者应进食清淡、易消化、富含维生素的可口饮食，如米粥、菜汤、肉汤、豆浆、蛋羹等,并多吃新鲜水果和蔬菜,以及豆类、猪肝、牛奶等;慢性肝炎患者宜适当进食高蛋白质、高热量、高维生素且易消化的食物,以优质蛋白为主,如牛奶、鸡蛋、瘦肉、鱼等;重症肝炎患者可进食低脂肪、低盐、高糖、高维生素、易消化的流食或半流食,需限制蛋白质的摄入量,以避免诱发肝性脑病。

(4)注意观察患者的生命体征、消化道症状、黄疸程度、肝功能改变及有无重症倾向。

(5)患者应保持乐观、豁达的心态,树立战胜疾病的信心,避免焦虑、愤怒等不良情绪。

五、出院指导

(1)患者肝功能恢复正常后,应继续休息一段时间,保持轻松、愉快的心情,规律生活,勿过累,适当锻炼。

(2)饮食宜清淡,可进食适量蛋白质和维生素,忌烟、酒,应养成良好的生活习惯。

(3)甲肝和戊肝患者消化道隔离其为从发病之日起3周。乙肝、丙肝、丁肝严格实施血液、体液隔离,患者应避免与家人共用牙具及其他盥洗用品,性生活提倡使用避孕套等。

(4)按医嘱服药,特别是抗病毒药物,应定时、定量服用,不随意停药或减量。

（5）定期复查，包括肝功能、超声、甲胎蛋白及血常规等。

第二节　艾滋病

一、简　介))

艾滋病即获得性免疫缺陷综合征（acquired immune deficiency syndrome，AIDS），是由人类免疫缺陷病毒（human immune deficiency virus，HIV）感染人体后所引起的一种慢性致命性传染病，病毒主要侵犯和破坏辅助性 T 淋巴细胞（$CD4^+$ T 细胞），导致被感染者免疫功能的部分或完全丧失，最终死于严重的机会性感染或肿瘤。AIDS 具有传播迅速、发病缓慢、死亡率高的特点。

二、流行病学))

1. 传染源

艾滋病患者和无症状携带者。病毒存在于患者血液及各种体液（如精液、子宫或阴道分泌物、唾液、泪水、乳汁和尿液）中，因而患者的血液和各种体液均具有传染性。

2. 传播途径

（1）性接触传播：为本病最重要的传播途径。

（2）经血液和血制品传播：包括输入被 HIV 污染的血液或血液制品，如血友病患者输入被 HIV 污染的Ⅷ因子等；与静脉药瘾者共用注射器；医护人员被 HIV 感染的血液、体液污染的针头刺伤，或经破损皮肤污染也可能被传染，但感染率一般不超过 0.3％；此外，移植 HIV 感染者的组织、器官也可造成感染。

（3）母婴传播：携带 HIV 的孕妇在孕期经胎盘、在分娩过程中经血液和体液、在产后经哺乳均可将 HIV 传染给婴儿。

3. 易感人群

人群普遍易感。

三、临床表现

（1）急性期：急性感染通常发生在初次接触HIV后2～4周，以发热为主要症状，可伴有咽痛、关节痛、皮疹、淋巴结肿大等，大多症状较轻微而短暂，一般持续3～14天后自行缓解。从 HIV 侵入机体到 HIV 抗体阳转的时期称为窗口期（window phase），一般持续 2 周至 3 个月。窗口期检测血清HIV 抗体通常为阴性，但患者已具有传染性。在此期 CD4$^+$ T细胞计数短暂下降后逐渐恢复，但未到正常水平。

（2）无症状期：可从急性期进入此期，或无明显的急性期症状而直接进入此期。此期一般持续2～10年或更长，持续时间有明显的个体差异。此期感染者的HIV抗原和抗体均为阳性，有传染性，血浆中病毒载量逐渐增加，$CD4^+$ T细胞计数水平逐渐下降。无症状感染者是最重要的传染源。

（3）艾滋病期：无症状感染期之后，人体出现明显的与艾滋病有关的症状和体征，人体发生多种机会性感染和恶性肿瘤，$CD4^+$ T细胞数量明显下降，多低于$200×10^6/L$。

四、健康指导

（1）隔离指导：患者和病毒携带者需终生做好血液、体液隔离。

（2）休息指导：急性期应卧床休息，症状明显好转后可逐渐增加活动量。

（3）饮食指导：根据患者的病情和饮食习惯给予高热量、高蛋白质、高维生素、清淡、易消化的饮食，少量多餐。保证食物清洁卫生，预防肠道感染的发生。患者有明显腹泻时，可给予无渣、低纤维的流质或半流质饮食。呕吐严重者，可在进餐前30min给予止吐药物。对于吞咽困难或不愿进食的患者可给予鼻饲，必要时给予肠外营养支持。

（4）用药指导：告知患者按医嘱服用抗病毒药物，告知用药的方法、剂量、时间，不可擅自更改剂量或停药，以免导致耐药；当发现漏服药物，可于2h内补服，超过2h就不要再补服药物。抗艾滋病病毒药物的不良反应较多，用药前详细告知患者常见不良反应，用药期间应严密观察有无不良反应。

五、出院指导

（1）艾滋病期患者做好保护性隔离，避免到人多的地方去，减少各种机会性感染。

（2）生活作息规律，避免熬夜，加强心理调节，保持情绪稳定。

（3）开始服药后的第2、4、8、12周要复诊，评估服药依从性、不良反应，肝肾功能、血常规、血脂、血糖、血淀粉酶等；服药后第12周还要增加细胞免疫检测，判断疗效；服药后半年要增加HIV病毒载量检测，判断治疗方案是否有效。

（4）注意个人卫生，不与他人共用牙刷、剃须刀等个人用品。

（5）坚持洁身自爱，不卖淫、嫖娼，严禁吸毒，不与他人共用注射器。

（6）性生活时使用安全套是预防性病和艾滋病最有效的措施。

（7）艾滋病患者应避孕，HIV感染的哺乳期妇女应人工喂养，以防母婴传播。

（8）要避免直接与艾滋病患者的血液、精液、乳汁和尿液接触，切断其传播途径，但一般性的交往，如握手、拥抱、共同进餐等是不会传染的。

第三节　狂犬病

一、简　介

狂犬病又名恐水症，是由狂犬病毒感染引起的一种以侵犯中枢神经系统为主的急性人兽共患传染病。狂犬病毒通常由病兽以咬伤方式通过唾液传给人。

二、流行病学

1. 传染源

携带狂犬病毒的动物。

2. 传播途径

被病兽咬伤、抓伤后病毒自皮肤破损处进入人体内，也因创口或黏膜接触病兽的唾液而感染。发病后的临床表现有恐水、怕风、恐惧不安、咽肌痉挛、进行性瘫痪等。狂犬病一旦发病，病死率达100％，病程一般不超过6天。

3. 易感人群

人群普遍易感,兽医与动物饲养员为高危人群。

三、临床表现

潜伏期长短不一,大多数患者在3个月内发病。潜伏期也可长达10年以上。典型临床经过分为以下3期。

1. 前驱期

常有低热、倦怠、头痛、恶心、全身不适,继而恐惧不安,烦躁失眠,对声、光、风等刺激敏感而有喉头紧缩感。愈合的伤口及其神经支配区有痒、痛、麻及蚁走等异样感觉,发生于50%～80%的病例。本期持续2～4天。

2. 兴奋期

表现为高度兴奋、恐惧不安、恐水、恐风,体温常升高(38～40℃,甚至超过40℃)。恐水为本病的特征,但不一定每例都有。因同时有吞咽困难和过度流涎而出现"泡沫嘴"。患者神志多清晰,也可出现精神失常、幻视、幻听等。本期持续1～3天。

3. 麻痹期

患者肌肉痉挛停止,全身弛缓性瘫痪,由安静进入昏迷状态,最后因呼吸、循环衰竭死亡。该期持续时间较短,一般6～18h。

四、健康指导))

（1）隔离与消毒指导：应将患者安置在严密隔离的监护病房，避免一切不必要的刺激，如风吹、光照、水声等。房间应安静、温暖，并悬挂深色窗帘避光。患者的分泌物、排泄物及污染的物品均需严格消毒。

（2）休息指导：尽量使患者保持安静，减少各种刺激，防止痉挛发作。给予安定、氯丙嗪等镇静剂。

（3）饮食指导：评估患者吞咽困难的程度，选择容易吞咽的软食，供给足够的热量、蛋白质和维生素。必要时遵医嘱给予鼻饲或肠外营养。

（4）对症护理：①预防意外伤害的发生：有计划地集中进行各项操作，简化操作程序，动作轻快；减少不必要的刺激，如光照、风吹、音响、水声等；对狂躁的患者应加床栏保护或者适当约束，防止外伤或伤及他人；必要时遵医嘱使用镇静药物，并观察药效；液体用黑色塑料袋包裹，操作过程中不提及水字，并不使液体触及患者；患者安静时及时给予修剪指甲；使用静脉留置针，并作好固定，避免患者烦躁时针头脱落。②保持呼吸道通畅：持续监测患者的氧饱和度，及时清除患者口腔唾液及口鼻分泌物，遵医嘱予吸氧，备好各种急救物品及器械，必要时配合医生行气管插管、气管切开或使用人工呼吸机机械通气，并做好相应的护理。

（5）心理干预：大多数患者神志清醒，内心恐惧，医护人员切忌在患者面前讨论其病情及预后，适当使用镇静药物，在患者安静、清醒、集中进行治疗的时候给予人文关怀。争取患者家属的理解和配合，说服家属在适宜的时候给予患者心理支持，使其感受到未被亲人遗弃，使其平静地度过人生最后阶段。同时告知家属隔离防护知识，减少家属的恐惧感。

五、预防指导

1. 管理传染源

以犬的管理为主。捕杀野犬，管理和免疫家犬，并实行进出口动物检疫等措施。病死动物应予焚毁或深埋处理。

2. 伤口处理

应用20%肥皂水或0.1%苯扎溴铵（新洁尔灭）彻底冲洗伤口至少半小时，力求去除狗涎，挤出污血。彻底冲洗后用2%碘酒或75%酒精涂擦伤口，伤口一般不予缝合或包扎，以便排血引流。如有抗狂犬病免疫球蛋白或免疫血清，应在伤口底部和周围行局部浸润注射。此外，还需注意预防破伤风及细菌感染。

3. 预防接种

（1）暴露前预防。我国为狂犬病流行地区，凡从事狂犬病毒研究的人员和动物管理人员，均应进行暴露前预防。我国批准的有地鼠肾细胞疫苗、鸡胚细胞疫苗和 Vero 细胞疫苗,接种方法为:接种 3 次,每次 1ml,肌内注射,于第 1、7、28天进行;每 1～3 年加强注射一次。

（2）暴露后预防:接种 5 次,每次 2ml,肌内注射,于第 0、3、7、14 和 28 天完成。如严重咬伤,可注射 10 针,于当天至第 6 天每天一针,之后于第 10、14、30、90 天各注射一针。

部分 Vero 细胞疫苗可应用 2-1-1 免疫程序:于第 0 天在左右上臂三角肌肌内各注射 1 剂(共 2 剂),幼儿可在左右大腿前外侧区肌内各注射 1 剂(共 2 剂),第 7、21 天再各注射 1剂,全程免疫共注射 4 剂,儿童用量相同。

（3）对有下列情形之一的,建议首剂狂犬病疫苗剂量加倍。①注射疫苗前 1 个月内注射过免疫球蛋白或抗血清者。②先天性或获得性免疫缺陷患者。③接受免疫抑制剂(包括抗疟疾药物)治疗的患者。④老年人及患慢性病者。⑤暴露后 48h 或更长时间后才注射狂犬病疫苗者。

（4）免疫球蛋白注射:常用的制品有人抗狂犬病免疫球蛋白和抗狂犬病马血清两种,以人抗狂犬病免疫球蛋白为佳。抗狂犬病马血清使用前应做皮肤过敏试验,过敏者可脱敏注射。

第四节　流行性出血热

一、简　介

流行性出血热又称肾综合征出血热,是由汉坦病毒引起的以鼠类为主要传染源的一种自然疫源性疾病。本病的主要病理变化是全身小血管广泛性损害,临床上以发热、休克、充血、出血和肾损害为主要表现。

二、流行病学

1. 传染源

鼠类是主要传染源。

2. 传播途径

(1)呼吸道传播:含出血热病毒的鼠排泄物污染尘埃后可形成气溶胶颗粒,人吸入这些气溶胶颗粒后可经呼吸道感染。

(2)消化道传播:进食被含出血热病毒的鼠排泄物污染的食物和水,可经口腔黏膜及胃肠黏膜感染。

(3)接触传播:被鼠咬伤或鼠类排泄物和分泌物直接与

破损的皮肤、黏膜接触而导致感染。

（4）母婴传播：孕妇患病后可经胎盘感染胎儿。

（5）虫媒传播：鼠类体表寄生的螨类叮咬人后有可能引起本病的传播。

3. 易感人群

人群普遍易感。

三、临床表现

1. 潜伏期

潜伏期为4～46天，一般为7～14天，以2周多见。

2. 发热期

发热期的主要表现除发热外还有全身中毒症、毛细血管损伤征和肾损害征。

（1）发热：突然起病，有畏冷、发热，体温为39～40℃，以稽留热和弛张热多见，热程多为3～7天，少数达10天以上。

（2）全身中毒征：多数患者出现全身酸痛，头痛、腰痛、眼眶痛一般称为"三痛"。

（3）毛细血管损害征：主要表现为充血、出血和渗出水肿。

（4）肾损害征：主要表现为尿蛋白阳性，镜检可发现管型等。

3. 低血压休克期

一般发生于第4～6日,迟者可于第9日左右出现。多数患者在发热末期或热退的同时出现血压下降。少数在热退后发生休克。

4. 少尿期

一般发生于第5～8日,持续时间短者1天,长者10余天,一般为2～5天。临床表现为尿毒症、酸中毒和水、电解质紊乱。严重患者可出现高血容量综合征和肺水肿。

5. 多尿期

多尿期一般出现在病程第9～14天,持续时间短者1天,长者可达数月之久。

6. 恢复期

经多尿期后,尿量恢复为2000ml/d左右,精神、食欲基本恢复。一般需1～3个月体力才能完全恢复。

四、健康指导

(1)隔离指导:防鼠、灭鼠、防螨、灭螨是预防本病的关键。

(2)休息指导:应绝对卧床休息,并强调病期全程均应休息。恢复期可逐渐增加活动量,但不宜过早、过量活动,3～6个月后方可完全恢复正常劳动。

(3)饮食指导:给予高热量、高蛋白质、易消化饮食,少量多餐。不能进食者给予鼻饲营养素。

（4）对症护理：①高热的护理：绝对卧床休息，床头抬高15°～30°，避免随意搬动患者，以免患者血压波动过大。高热时以物理降温为主，必要时可配合药物降温，禁用酒精擦浴。②休克的护理：注意患者有无体温骤降、烦躁不安、口唇发绀、四肢冰冷、尿量减少、脉搏增快、脉压缩小、血压下降等，若出现上述症状，应立即准备配合抢救。一旦患者进入低血压休克期，应给患者取平卧位，并注意保暖。使用留置针，至少开通两条静脉通道，以方便抢救。输注大量液体时，使用液体加温器或热水等将液体加热至接近体温。严格无菌操作，以减少输液反应的发生。③严格控制液体入量：根据患者血压及尿量及时调节液体滴速，避免单位时间内输液量过多而诱发心衰、肺水肿等。少尿期限制饮水量，遵循量出为入的原则（入量＝前1天尿量＋500～700ml）；遵医嘱正确使用利尿剂，观察并记录利尿效果；导泻患者，观察记录其大便次数、量、性状，做好肛周护理；准确记录24h出入量。

五、出院指导

（1）恢复期后可逐渐增加活动量，出院后应继续休息1～2个月，定期复查肾功能、血压和垂体功能。

（2）出血热的根本预防措施是灭鼠，搞好环境卫生和室内卫生，清除垃圾，消灭老鼠的栖息场所。

（3）做好食品保管工作,严防鼠类污染食物。饮用水应煮沸,剩菜、剩饭应加热。

（4）做好个人防护,切忌玩鼠,被打死的老鼠要烧掉或埋掉。不要在野外草地上睡觉。

第五节　流行性乙型脑炎

一、简　介

流行性乙型脑炎简称乙脑,是由乙型脑炎病毒引起的以脑实质炎症为主要病变的中枢神经系统急性传染病。临床上以高热、意识障碍、抽搐、出现病理反射及脑膜刺激征为特征,病死率高,致死的主要原因是呼吸衰竭,部分病例可留有严重后遗症。

二、流行病学

1. 传染源

人和动物均可成为传染源,猪是中间宿主和扩散宿主,也是主要的传染源,蚊类是主要的传播媒介。

2. 传播途径

乙脑主要通过蚊虫叮咬而传播。常流行于夏、秋季,约有90%的病例发生在7、8、9这三个月。

3. 易感人群

人群普遍易感,患者大多为10岁以下儿童,感染后可获持久的免疫力。

三、临床表现

潜伏期为4～21天,一般为10～14天。病程分为初期、极期、恢复期和后遗症期。

1. 初 期

初期为病程第1～3天。患者体温常在1～2天内升高到39～40℃,伴头痛、恶心和呕吐。多有神情倦怠或嗜睡,可有颈部强直及抽搐。

2. 极 期

极期为病程第4～10天,主要有以下几方面表现。

(1) 高热:患者体温常高达40℃以上,一般持续7～10天,重者可达3周。体温越高,热程越长,病情越重。

(2) 意识障碍:包括嗜睡、谵妄、昏迷、定向力障碍等。神志不清最早可见于病程第1～2天,但多见于第3～8天,通常持续1周左右,重者可长达4周以上。昏迷的深浅、持续时间的长短与病情的严重性及预后呈正相关。

（3）惊厥或抽搐：多出现于病程的第2～5天，先见于面部、眼肌、口唇的小抽搐，随后肢体呈阵挛性抽搐。重者出现全身抽搐、强直性痉挛，历时数分钟至数十分钟不等，均伴有意识障碍。频繁抽搐可导致发绀，甚至呼吸暂停。

（4）呼吸衰竭：主要为中枢性呼吸衰竭，表现为呼吸节律不规则及幅度不均，如呼吸浅表、双吸气、叹息样呼吸、潮式呼吸、抽泣样呼吸等，最后呼吸停止。乙脑患者有时也可出现外周性呼吸衰竭，表现为呼吸先快后慢，胸式或腹式呼吸减弱。

（5）神经系统症状和体征：多在病程10天内出现，第2周后就较少出现新的神经系统症状和体征。常有浅反射消失或减弱，深反射先亢进后消失，呈上神经元性瘫痪，可有肢体强直性瘫痪、偏瘫或全瘫，伴肌张力增高，病理性锥体束征阳性，常出现脑膜刺激征。

3. 恢复期

此期患者体温逐渐下降，精神、神经症状逐日好转，一般在两周左右完全恢复。重者可有并发症。

4. 后遗症期

患病6个月后如仍留有精神、神经系统症状者称为后遗症，以失语、瘫痪及精神失常最为常见。

四、健康指导 》》

（1）隔离指导：将患者安置在有防蚊设备的病室内，隔离至体温恢复正常。

（2）消毒：流行性乙型脑炎病毒抵抗力不强，对温度、乙醚和酸均敏感。加热至56℃时30min或100℃时2min即可灭活。

（3）休息指导：尽量保持病室环境安静、光线柔和，防止声音、强光刺激患者，各种治疗、护理尽量集中进行。

（4）饮食指导：加强营养支持，昏迷者应以鼻饲或静脉补充足够水分和营养，早期以清淡流质为宜，恢复期患者注意增加营养，防止继发感染。

（5）对症护理：①高热：应采用综合降温措施，对于高热并抽搐频繁的患者，可采用亚冬眠疗法，连续治疗3～5天。②惊厥或抽搐：处理包括去除病因及镇静、止痉。如为脑水肿所致，治疗上以脱水为主，可用20%甘露醇250ml静脉快速滴入；脑实质病变者可用抗惊厥药物；脑缺氧者，以吸痰、给氧为主；高热者，以降温为主。③呼吸衰竭：吸痰，保持呼吸道通畅，必要时可用呼吸兴奋剂，中枢性呼吸衰竭者还需上人工呼吸机。

（6）用药指导：应用血管扩张剂时，应注意剂量及药物不良反应，常见的不良反应有口干、腹胀、尿潴留及心动过速等。应用呼吸兴奋剂时,应注意较大剂量可诱发惊厥。

五、出院指导 》

（1）向家属及患者做好卫生宣教工作,告知其注意防蚊、灭蚊,养成良好的卫生习惯;给其讲解乙脑预防知识,建议其在乙脑流行季节进行疫苗接种。如有不适症状,及时到医院就诊。

（2）有后遗症的患者应及早去康复医院,进行肢体、语言等功能锻炼,以及早恢复功能。

第六节 麻 疹

一、简 介 》

麻疹是由麻疹病毒引起的急性呼吸道传染病,临床上以发热、上呼吸道炎症、眼结膜炎、口腔颊黏膜出现麻疹黏膜斑、皮肤出现红色斑丘疹,疹退后遗留色素沉着伴糠麸样脱屑为特征。

二、流行病学

1. 传染源

患者是唯一的传染源。恢复期的患者不带病毒。

2. 传播途径

本病主要通过飞沫直接传播。

3. 易感人群

人群普遍易感。病后有持久的免疫力。

三、临床表现

1. 潜伏期

潜伏期为6～21天，一般为10天左右。曾经接触过麻疹患儿或在潜伏期接受被动免疫者，潜伏期可延长至3～4周。

2. 发疹前期（前驱期）

此期一般为3～4天，临床表现有以下几方面。

（1）类似上呼吸道感染症状：咳嗽、流涕、流泪、咽部充血等，以眼症状突出，表现为结膜发炎、眼睑水肿、眼泪增多、畏光、下眼睑边缘有一条明显充血横线。

（2）麻疹黏膜斑，在发疹前24～48h出现。

（3）部分患者可有一些非特异性症状，如全身不适、食欲减退、精神不振等。

3. 出疹期

多在发热后3～4天出现皮疹。体温可突然升高至40～40.5℃,皮疹为稀疏、不规则的红色斑丘疹,疹间皮肤正常,压之褪色。出疹顺序也有特点:始见于耳后、颈部、沿着发际线边缘,逐渐遍及面部、躯干及上肢,也可累及下肢小腿部及至足心。

4. 恢复期

出疹3～4天后皮疹开始消退,消退顺序与出疹时相同。在无并发症发生的情况下,患者食欲、精神等也随之好转,体温减退。皮肤颜色发暗。疹退后,皮肤留有糠麸状脱屑及棕色色素沉着,1～2周后消失。

四、健康指导

（1）隔离指导:做好呼吸道隔离。一般患者隔离至出疹后5天,合并肺炎者延长至10天。接触过麻疹患者的易感者应检疫观察3周。

（2）饮食指导:发热期间给予清淡、易消化的流质饮食,如牛奶、豆浆等,常更换食物品种,并做到少量多餐,以增加患者食欲及利于消化。患者应多饮开水及热汤,以利于排毒、退热、透疹。恢复期应添加高蛋白质、高维生素的食物。口腔应保持湿润、清洁,可用盐水漱口,每天重复几次。

（3）休息指导:急性期卧床休息,症状明显好转后可逐渐增加活动。生活作息规律,避免熬夜。

(4)对症护理:高热时可用温水擦浴,忌用酒精擦浴、冷敷,以免影响出疹,导致并发症;保持皮肤清洁,剪短指甲,防止抓伤皮肤,继发感染。

五、出院指导

(1)饮具、餐具可进行煮沸消毒;衣物应在阳光下曝晒;居室应常通风。

(2)麻疹流行季节尽量少去人多的公共场所。

(3)可通过接种麻疹、风疹、腮腺炎三联疫苗预防,提高人群抗病能力。注意饮食均衡,劳逸结合,适当锻炼,增强体质。

第七节 水 痘

一、简 介

水痘是由水痘带状疱疹病毒感染引起的急性传染病。临床以发热及皮肤黏膜分批出现斑疹、丘疹、水疱和结痂,且各期皮疹同时存在为特点。

二、流行病学))

1. 传染源

患者为唯一传染源。患者出疹前1～2天至疱疹干燥、结痂期间均有传染性。

2. 传播途径

本病主要通过空气飞沫传播,亦可通过直接接触水痘疱疹液和被污染的用具而感染。孕妇患病后可经胎盘传给胎儿,引起先天性感染,在出生后2周左右发病。

3. 易感人群

人群普遍易感,病后有持久的免疫力,但体内特异性抗体不能清除潜伏的病毒或阻止病毒激活,故成年后可发生带状疱疹。

三、临床表现))

潜伏期为10～24日,一般为14～16日。

起病较急,可有发热、头痛、全身倦怠等前驱症状。在发病24h内出现皮疹,初为红色斑疹,数小时后变为丘疹,并发展为疱疹,疱疹周围有明显红晕,有水疱的中央呈脐窝状。皮疹呈向心性分布,自颜面部始,后见于躯干、四肢。数目多少不定,以躯干为多,黏膜亦常受侵。皮损常分批发生,按细小的红色斑丘疹→疱疹→结痂→脱痂的过程演变,因而丘疹、水疱和结痂往往同时存在,病程为2~3周。脱痂后不留瘢痕。

四、健康指导))

（1）隔离指导:做好呼吸道隔离和接触隔离,隔离至皮疹完全结痂为止。

（2）饮食指导:发热期间给予清淡、易消化的流质、半流质饮食,如牛奶、豆浆、蒸蛋等。常更换食物品种,并做到少量多餐,以增加患者食欲并利于消化。患者应多饮开水及热汤,以利于排毒、退热、透疹。恢复期应添加高蛋白质、高维生素饮食。无需忌口,口腔应保持湿润、清洁,可用盐水漱口,每天重复几次。

（3）休息指导:卧床休息,症状明显好转后可逐渐增加活动量。

（4）皮肤护理:保持皮肤清洁,勤换内衣,防止继发感染;衣服应柔软、宽松;保持室内温度、湿度适宜,床单、被褥整洁;剪短指甲或给婴儿戴手套,避免其抓破皮疹而引起继发感染;皮肤瘙痒者可局部涂炉甘石洗剂或2%~5%碳酸氢钠溶液,继发感染者局部用抗菌药物软膏,或遵医嘱给予口服抗菌药物以控制感染,避免使用含激素类的软膏。

五、出院指导))

（1）患者的饮具、餐具可进行煮沸消毒，衣物应在阳光下曝晒，居室应常通风。

（2）水痘流行季节应尽量少去人多的公共场所。

（3）提高人群抗病能力，注意饮食均衡，劳逸结合，适当锻炼，增强体质。

（4）易感儿童接触后应隔离观察3周。与患者密切接触者早期应用丙种球蛋白可减轻症状，但不能阻止发病。

第八节　流行性腮腺炎

一、简　介))

流行性腮腺炎是由腮腺炎病毒侵犯腮腺引起的急性呼吸道传染病，以腮腺的非化脓性肿胀、疼痛为突出特征。

二、流行病学))

1. 传染源

患者和隐性感染者。

2. 传播途径

本病主要通过飞沫传播。

3. 易感人群

人群普遍易感,病后可有持久免疫力。

三、临床表现 》》

（1）潜伏期:一般为14～25天,平均18天。

（2）全身症状:发热、畏寒、头痛、食欲减退、全身不适等。

（3）腮腺肿胀、疼痛:腮腺炎主要表现为一侧或两侧耳垂下肿大,肿大的腮腺常呈半球形,以耳垂为中心,边缘不清。颌下腺肿大表现为颈前下颌肿胀,并可触及肿大的腺体。舌下腺肿大可见舌及口腔底肿胀,并出现吞咽困难。腮腺表面发热,有触痛,张口或咀嚼时局部感到疼痛。腮腺肿胀在发病第1～3天最明显,以后逐渐消退,约2周肿胀完全褪尽。

四、健康指导 》》

（1）隔离指导:做好呼吸道隔离,隔离至腮腺肿胀消退。

（2）饮食指导:忌吃酸性及刺激性食物,给予高热量和高蛋白质、易消化饮食,少量多餐,多饮开水。注意口腔卫生,餐后漱口,预防感染。

（3）休息指导：卧床休息，症状明显好转后可逐渐增加活动量。

（4）对症护理：体温超过39℃时可采用物理降温或药物降温；腮腺肿胀者可用青黛加醋调匀外敷；并发睾丸炎时可用棉花垫和丁字带托起睾丸以减轻疼痛。

五、出院指导 》》

（1）饮具、餐具可进行煮沸消毒，衣物应在阳光下曝晒，居室应常通风。

（2）可通过接种麻疹、风疹、腮腺炎三联疫苗预防。提高人群抗病能力，注意饮食均衡，劳逸结合，适当锻炼，增强体质。

（3）流行季节尽量少去人多的公共场所。

第九节 流行性感冒

一、简 介 》》

流行性感冒简称流感，是由流感病毒引起的急性呼吸道传染病。其潜伏期短、传染性强、传播速度快。

二、流行病学 》》

1. 传染源

流感患者和隐性感染者是主要传染源,自潜伏期即有传染性,发病后3日内传染性最强,传染期约1周。

2. 传播途径

本病主要通过飞沫和接触传播。传染源通过说话、咳嗽或打喷嚏等方式将流感病毒散播至空气中,易感者吸入后即能感染;也可通过被病毒污染的食物、餐具、玩具、毛巾等间接传播;密切接触也是常见的传播途径。

3. 易感人群

人群对流感病毒普遍易感,感染后具有一定免疫力,但不同亚型病毒之间无交叉免疫力,病毒变异后,人群可重新易感而引起流行。

三、临床表现 》》

潜伏期从数小时到4天不等,一般为1～3天。

1. 典型流感

起病急,前驱期即出现乏力、高热、寒战,头痛、全身酸痛等全身中毒症状,但体征较轻,可伴或不伴流涕、咽痛、干咳等局部症状。查体可见结膜充血。肺部听诊可闻及干啰音。病程4～7天,咳嗽和乏力可持续数周。

2. 轻型流感

轻型流感急性起病,轻或中度发热,全身及呼吸道症状轻,2～3天内自愈。

3. 肺炎型流感

多发于老年人、婴幼儿、慢性病患者及免疫力低下者。病初类似典型流感症状,1天后病情迅速加重,出现高热、咳嗽、呼吸困难及发绀,可伴有心、肝、肾衰竭。体检双肺遍及干、湿啰音,但无肺实变体征。痰细菌培养阴性,抗菌药物治疗无效。多于5～10天内发生呼吸循环衰竭,预后较差。

4. 其他类型

流感流行期间,患者除有流感的症状、体征外,还可伴有其他肺外表现。特殊类型主要有以下几种:胃肠型,伴呕吐、腹泻等消化道症状;脑膜脑炎型,表现为意识障碍、脑膜刺激征等神经系统症状、体征;若病变累及心肌、心包,分别为心肌炎型和心包炎型。此外,还有以横纹肌溶解为主要表现的肌炎型,仅见于儿童。

四、健康指导

(1)隔离指导:呼吸道隔离至热退后2天,病室保持通风。患者打喷嚏或咳嗽时应用手帕或纸巾掩住口鼻,避免飞沫污染他人。外出检查应戴外科口罩。

(2)休息指导:注意卧床休息,多饮水。症状好转后逐渐增加活动量。

（3）饮食指导：加强营养，给予高热量、高维生素半流质饮食，进食后做好口腔清洁。

（4）对症护理：高热头痛时可行温水擦浴或冰袋冷敷，必要时服用解热镇痛剂，畏寒时注意保暖。

五、出院指导

（1）流行期间公共场所应加强通风及空气消毒，尽量减少公众集会及集体娱乐活动；避免接触流感患者，必要时戴口罩，说话时保持距离，勤洗手。

（2）预防流感最有效的措施是接种流感疫苗，在流感流行季节前接种流感疫苗可减少感染的机会或减轻流感症状。老年、儿童、免疫抑制者及易出现并发症的人是流感疫苗最适合的接种对象。

（3）流感季节要注意增减衣物，避免受凉或过度劳累，注意锻炼身体，提高机体抵抗力。

第十节 严重急性呼吸综合征

一、简 介

严重急性呼吸综合征（severe acute respiratory syndrome, SARS。又称传染性非典型肺炎），是由 SARS 冠状病毒引起的急性呼吸道传染病，主要通过近距离空气飞沫、接触患者呼吸道分泌物及密切接触传播。

二、流行病学

1. 传染源

患者是主要传染源，发病 10 天左右传染性最强。

2. 传播途径

（1）近距离飞沫传播：这是本病最重要的传播途径。

（2）密切接触传播。

3. 易感人群

人群普遍易感，病后可获得一定免疫力。

三、临床表现

本病是一种新的呼吸道传染病,2002 年 11 月首先在我国广东省发现,其临床表现与其他非典型肺炎相似,但传染性强,以发热、头痛、肌肉酸痛、乏力、干咳少痰、腹泻等为主要临床表现,严重者出现气促或呼吸窘迫。

四、健康指导

(1)隔离指导:实行严密隔离。①住院患者应戴口罩,不得随意离开病房。②患者不设陪护,不得探视。③医护人员及其他工作人员进入病区时,要切实做好个人防护工作。戴帽子、N95 口罩、眼防护罩以及手套、鞋套等,穿好隔离衣,确保无体表暴露于空气中。④病区中病房、办公室等各种建筑空间、地面及物体表面、患者用过的物品、诊疗用品以及患者的排泄物、分泌物均须严格按照要求进行充分、有效的消毒。⑤接触过患者或被污染的物品后,应洗手。⑥疑似患者与确诊患者应分开病房收治。

(2)休息指导:急性期嘱患者卧床休息,保持病室安静、空气清新、通风良好。

(3)饮食指导:给予高热量、高维生素半流质饮食,进食后做好口腔清洁,多饮水,不能进食者予静脉补液。

(4)加强与患者的沟通、交流,使患者保持心情舒畅,树立战胜疾病的信心。

（5）患者同时具备下列三个条件时方可解除隔离：①体温正常7天以上。②呼吸系统症状明显改善。③X线胸片有明显吸收。

五、出院指导 》》

（1）患者出院后继续在家休息1～2周，保证充足睡眠，避免过度疲劳。定期检查肺、心、肝、肾及关节等功能。

（2）对患者家庭成员和密切接触者应予医学观察，如条件许可，应在指定地点接受隔离观察，为期14天。在家中接受隔离观察时应注意通风，避免与家人密切接触。

（3）流行期间减少大型集会或活动，保持公共场所通风换气、空气流通；注意空气、水源、下水道系统的消毒。

（4）不随地吐痰，流行季节避免去人多或相对密闭的场所。

（5）有咳嗽、咽痛等呼吸道症状时及时就诊，注意戴口罩；避免与人近距离接触。

（6）保持乐观、稳定的心态，饮食均衡，注意保暖，避免疲劳，进行适当体育锻炼。良好的生活习惯有利提高人体对传染性非典型肺炎的抵抗力。

第十一节　人感染H7N9禽流感

一、简　介

人感染H7N9禽流感是由禽流感病毒H7N9亚型引起的急件呼吸道传染病。

二、流行病学

1. 传染源

传染源可能为携带H7N9禽流感病毒的禽类。现尚无人际传播的确切证据。

2. 传播途径

本病经呼吸道传播,也可通过密切接触感染的禽类分泌物或排泄物而感染,或直接接触病毒感染。

3. 易感人群

人群普遍易感。在发病前1周内接触过禽类者,例如从事禽类养殖、贩运、销售、宰杀、加工等职业的人员,是本病的高危人群。

三、临床表现

潜伏期一般在7天以内。

患者一般表现为流感样症状,如发热、咳嗽、少痰,可伴有头痛、肌肉酸痛和全身不适。重症患者病情发展迅速,多在5~7天出现重症肺炎,体温多持续在39℃以上,呼吸困难,可伴有咯血痰。可快速进展为急性呼吸窘迫综合征、脓毒症、感染性休克,甚至多器官功能障碍,部分患者可出现纵隔气肿、胸腔积液等。

四、健康指导

(1)隔离指导:对患者实施严密隔离,隔离至体温正常,症状消失,呼吸道标本人感染H7N9禽流感病毒核酸检测连续2次阴性。对疑似和已确诊患者应进行单独隔离。患者应避免与他人接触,必要时戴N95口罩,加强病室空气消毒。有条件者可将患者收住负压病房。

(2)饮食指导:给予患者足够的维生素和热量,鼓励患者多饮水,恢复期后可正常饮食。

(3)休息指导:应尽早卧床休息,直至症状改善为止,再逐步增加活动量。

(4)按医嘱服用抗病毒药,不可擅自停药或减量服用。

(5)保持心情舒畅,树立战胜疾病的信心。

五、出院指导 》》

（1）患者出院后继续在家休息1~2周,保证充足睡眠,避免过度疲劳。定期检查肺、心、肝、肾等功能。

（2）流行期间易感者避免去人群聚集的公共场所,注意个人卫生,勤洗手,养成良好的个人卫生习惯。

（3）注意饮食卫生,不吃未熟的肉类食品,加强体育锻炼,避免过度劳累。

（4）易感人群尽可能减少与禽类不必要的接触,尤其是与病死禽的接触,因职业因素必须接触者应做好个人防护。

（5）密切接触禽类的人群可口服抗病毒药物进行预防。

（6）保持乐观、稳定的心态,均衡饮食,注意保暖,避免疲劳,进行适当体育锻炼,提高人体对传染病的抵抗力。

第十二节　手足口病

一、简　介 》》

手足口病是由一组肠道病毒引起的急性传染病,其中以柯萨奇病毒A16型（Cox A16）和肠道病毒71型（EV 71）感染最为常见。人体感染后病毒主要存在于咽部和粪便中。

二、流行病学 》》

1. 传染源

人是肠道病毒 EV 71 唯一的宿主。患儿及隐性感染者为本病的传染源,其中轻症患儿和隐性感染者为本病的主要传染源,更具有流行病学意义。患儿通常在发病后1周内传染性最强。

2. 传播途径

本病主要经粪–口和(或)呼吸道飞沫传播,亦可经接触患儿的皮肤、黏膜疱疹液而感染。患儿的粪便、疱疹液和呼吸道分泌物及被其污染的手帕、毛巾等用具及医疗器具均可传播本病。

3. 易感人群

人群对肠道病毒普遍易感,各年龄组均可发病,以3岁以下幼儿最常见。感染后可获得免疫力,但持续时间尚不明确。

三、临床表现 》》

1. 普通型

普通型主要表现为发热,手、足、口、臀等部位出现皮疹(斑丘疹、丘疹、疱疹)。周围有炎性红晕,皮疹无瘙痒,无疼痛感,2～3天自行吸收,不留痂。可伴有流涕、咳嗽、食欲下降、口痛、呕吐、腹泻、全身不适等上呼吸道感染症状,部分病例可无发热。

2. 重 型

少数病例(尤其是小于3岁者)病情进展迅速,在发病1～5天时出现脑膜炎、脑炎(以脑干脑炎最为凶险)、脑脊髓炎、肺水肿、循环障碍等,极少数病例病情危重,可致死亡,存活病例可留有后遗症。

(1) 神经系统表现:少数患儿可出现中枢神经系统损害,表现为精神差、嗜睡、头痛、呕吐、易激惹、肢体抽搐、无力或急性迟缓性麻痹,查体可见脑膜刺激征、腱反射减弱或消失、巴氏征阳性等,危重者可表现为频繁抽搐、昏迷、脑水肿、脑疝。

(2) 呼吸系统表现:呼吸浅促,呼吸节律改变,口唇发绀,呼吸困难,咳白色、粉红色或血性泡沫痰,肺部听诊可闻及痰鸣音或湿啰音。

(3) 循环系统表现:心率增快或缓慢,脉搏浅速、减弱甚至消失,面色苍白,四肢发凉,指(趾)发绀,血压升高或下降。

四、健康指导

(1) 隔离与消毒指导:做好呼吸道、消化道及接触隔离,避免交叉感染。患儿用过的物品要彻底消毒,可用含氯消毒液浸泡,不宜浸泡的物品可放在日光下曝晒。

（2）休息指导:急性期患儿应卧床休息,避免哭闹,以减少消耗,多饮温开水。居室应定期开窗通风,温度、湿度适宜,保持空气新鲜、流通。

（3）饮食指导:宜给予清淡、易消化、营养丰富、刺激性小的流质或半流质饮食,禁食冰冷、辛辣、咸、硬等刺激性食物,少量多餐。严重吐泻时应暂停进食,病情控制后饮食逐渐过渡到高热量、低脂肪流质饮食,避免饮用牛奶、豆浆等不易消化而又会加重肠胀气的食物。

（4）对症护理:保持口腔清洁,饭前饭后用温水或生理盐水漱口,或用棉棒蘸生理盐水轻轻清洁口腔,预防继发细菌感染;注意保持皮肤清洁,防止感染,可温水洗浴,禁用肥皂、沐浴液等;衣服、被褥要清洁,衣着要柔软、舒适,经常更换;剪短患儿的指甲,必要时包裹双手,防止抓破皮疹;手足部皮疹初期可涂炉甘石洗剂;臀部有皮疹的患儿,应随时清理其大小便,保持臀部清洁、干燥。

五、出院指导

（1）流行期间,家长应尽量少带孩子到拥挤的公共场所,降低感染风险。

（2）幼托机构应做好晨检工作,及时发现,及时隔离。

（3）保持环境清洁,房间要经常通风,勤晒衣被;勤洗手,饭前便后、外出归来要用肥皂或洗手液在流动水下认真洗手。

（4）每日对儿童的玩具、个人卫生用具、餐具等物品进行清洗消毒。

第十三节　埃博拉出血热

一、简　介

埃博拉出血热是由埃博拉病毒引起的一种急性出血性传染病,主要通过接触患者或感染动物的血液、体液、分泌物和排泄物等而感染。

二、流行病学

1. 传染源

感染埃博拉病毒的患者和灵长类动物为本病传染源。

2. 传播途径

接触传播是本病最主要的传播途径,可以通过接触患者和被感染动物的血液、体液、分泌物、排泄物及其污染物而感染。

3. 易感人群

人群普遍易感。患者主要为成年人,这与暴露或接触机会多有关。

三、临床表现 》》

本病潜伏期为2～21天,一般为5～12天。

患者急性起病,发热并快速进展至高热,伴乏力、头痛、肌痛、咽痛等;并可出现恶心、呕吐、腹痛、腹泻、皮疹等。病程第3～4天后可进入极期,出现持续高热,感染中毒症状及消化道症状加重,有不同程度的出血,包括皮肤/黏膜出血、呕血、咯血、便血、血尿等;严重者可出现意识障碍、休克及多脏器受累,多在发病后2周内死于出血、多脏器功能障碍等。

四、健康指导 》》

(1)隔离指导:应采取严格的接触隔离措施,实行单间隔离,不设陪护,有条件时收住负压病房;尽量使用一次性用品,重复使用的物品严格做好消毒;连续两次血液标本检测病毒核酸阴性可解除隔离。

(2)饮食指导:给予高热量和高蛋白质、易消化饮食,不能进食者给予鼻饲,以保证患者有充足的热量。

(3)休息指导:卧床休息,症状明显好转后可逐渐增加活动量。

（4）对症护理：保持皮肤清洁干燥，出疹期可用温水轻柔擦洗，不用肥皂等刺激皮肤，不可抓挠。疹退后，脱屑处可涂抹凡士林或液状石蜡。注意口腔清洁，餐前餐后漱口，口唇干裂者可涂液状石蜡或甘油。

五、出院指导 》》

（1）密切接触者立即进行隔离医学观察，期限自最后一次暴露之日起21天。

（2）尽量减少赴有病例报告地区及丛林地区旅行，避免接触非人类灵长类动物（如猿、猴、猩猩等），旅客应避免与患者发生任何接触；避免接触、食用死亡野生动物以及"丛林肉"。

（3）尽量避免与发热、腹泻、呕吐患者接触，避免参加人群聚集活动，不参加当地人的葬礼。

（4）注意个人卫生，特别加强手卫生，坚持采用六步洗手法。

（5）旅行回来后3周内如出现发热伴乏力、肌肉痛、恶心、呕吐、腹痛、腹泻等症状，应及时到医院就诊，并主动告知医护人员旅行史。如归途中出现上述症状时，应及时向机组工作人员、海关人员或经停地卫生机构医护人员报告。

第十四节　登革热和登革出血热

一、简　介

登革热和登革出血热是由登革病毒引起的急性传染病，主要通过埃及伊蚊和白纹伊蚊传播。前者临床表现为突起发热，头痛，全身肌肉、骨骼和关节痛，疲乏，皮疹，淋巴结肿大及白细胞数量减少等。后者以高热、休克、出血、皮疹、血液浓缩、血小板数量减少为主要特征。

二、流行病学

1. 传染源

患者和隐性感染者为主要传染源。患者从发病前1天至发病后3天内传染性最强。在流行期间，轻型患者及隐性感染者占大多数，可能是本病重要的传染源。

2. 传播途径

本病通过蚊子叮咬而传播，伊蚊是传播病毒的主要媒介。

3. 易感人群

人群普遍易感。在新流行区,以成人发病为主,20～40岁青壮年发病较多;在地方性流行区,以儿童发病为主。

三、临床表现 》

潜伏期为3～15天,一般为4～8天。

1. 登革热

(1) 发热:起病急骤,多为高热、畏寒,24h内体温可达40℃,持续5～7天后骤退至正常。部分患者于病程第3～5天体温降至正常,1天后再度上升,称为双峰热或马鞍热,发热时多伴头痛、眼球后痛、背痛,全身骨、关节、肌肉痛,极度乏力等全身毒血症状及恶心、呕吐、腹痛、腹泻等胃肠道症状。骨、关节及肌肉痛可持续到热退后。早期体格检查可见颜面潮红、结合膜充血、浅表淋巴结肿大。儿童起病较慢,毒血症状较轻,恢复较快。

(2) 皮疹:起病后第3～6天出现,为多形性,可为斑丘疹、麻疹样皮疹、猩红热样疹、红斑疹或皮下出血点等。皮疹分布于躯干、四肢或头面部,压之褪色,多伴有痒感,3～4天褪疹后出现脱屑、色素沉着。

(3) 出血:多发生在起病后第5～8天。25%～50%病例有不同程度、不同部位的出血,如牙龈、鼻黏膜、皮下出血,咯血,尿血,内脏和浆膜腔出血等。

（4）其他：约 1/4 的病例有肝肿大，程度不重，黄疸及脾肿大不多见。

2. 登革出血热

病程早期（2～5 天）具有典型登革热临床表现，在发热过程中或退热后，病情突然加重，表现为皮肤变冷，脉速，昏睡或烦躁，出汗，皮肤瘀斑，消化道或其他器官出血，肝肿大，束臂试验阳性。部分病例血压进行性下降，如不治疗，即进入休克，可见于 4～6h 内死亡。仅有出血者为登革出血热，同时又休克者为登革休克综合征。

四、健康指导

（1）隔离指导：在标准预防的基础上，实施接触隔离至患者热退或病后 6 天，病室设有防蚊、灭蚊措施。

（2）休息指导：早期患者宜卧床休息，恢复期的患者也不宜过早活动，待体温正常，血小板计数恢复正常，无出血倾向方可适当活动。

（3）饮食指导：给予高蛋白质、高维生素、高糖、易消化吸收的流质、半流质饮食。嘱患者多饮水，对有腹泻、呕吐频繁、不能进食、有潜在血容量不足的患者，可静脉补液。

（4）发热护理：高热时以物理降温为主，不宜全身使用冰袋，以防受凉后发生并发症，但可在头部置冰袋或冰槽，以保护脑细胞。对出血症状明显者应避免酒精擦浴，必要时药物降温,降温速度不宜过快,一般降至38℃时不再采取降温措施。

（5）皮肤护理:出现瘀斑、皮疹时常伴有瘙痒、灼热感,提醒患者勿搔抓,以避免抓破皮肤后引起感染,可用冰袋或冷毛巾湿敷,使局部血管收缩,减轻不适,避免穿紧身衣。有出血倾向者,静脉穿刺选用小针头,并选择粗、直的静脉,力求一次成功,注射结束后局部按压至少5min。液体外渗时禁止热敷。

（6）疼痛的护理:卧床休息,保持环境安静、舒适,加强宣教,向患者解释疼痛的原因,必要时遵医嘱使用止痛药。

（7）心理指导:本病发病突然,重型患者症状明显,患者及家属对疾病认识不足,担心预后,因而产生紧张、焦虑的情绪,护理人员可向患者介绍疾病的基本知识,以消除其顾虑,使其安心配合治疗。

五、出院指导

（1）尽量避免去地方性流行区或可能的流行区。

（2）防蚊灭蚊,通过喷洒灭蚊剂、清除积水、勤换家用缸水等措施防止伊蚊滋生。

（3）可涂擦昆虫驱避剂以防蚊类叮咬。

第十五节　急性出血性眼结膜炎

一、简　介

急性出血性结膜炎俗称"红眼病"，也称流行性出血性结膜炎，是病毒感染引起的一种传染性极强，在世界许多国家和地区均可暴发流行的严重的急性结膜炎。本病起病急，眼刺激症状重，结膜高度充血，传染性强，人群普遍易感。

二、流行病学

1. 传染源

患者是主要传染源。

2. 传播途径

本病主要经接触传播，最常见为眼-手-眼传播，也可经手、物、水等传播。

3. 易感人群

人群普遍易感。

三、临床表现

本病潜伏期短,平均仅为1～2天。

典型病例呈突然发病,眼突然充血红肿,有异物或痒感、疼痛、流泪、眼睑水肿、眼睑滤泡、部分或大部分病例结膜下出血等。常见双眼发病,可先后发病,病程1～2周,平均10天,大多数患者4日后症状减轻,病程长者可达一月。临床表现为眼红、眼痛、异物感、刺激症状、畏光等,伴有结膜下片状出血、眼睑红肿、结膜充血、结膜滤泡、结膜有黏性分泌物、耳前淋巴结肿大,重者形成假膜,偶发角膜并发症,表现为角膜上皮多发性点状剥脱,严重者上皮细胞下及实质浅层混浊,出现不同程度的视力下降,荧光染色阳性。部分患者临床症状重,病程较长,反复发作。

四、健康指导

（1）隔离指导:做好接触隔离,加强手卫生,个人用物需分开并进行消毒处理。

（2）饮食指导:患者在治疗的同时饮食要清淡,多吃蔬菜、新鲜水果,少吃辛辣、刺激性食物,忌酒,忌食腥膻食物,保持大便通畅。

（3）加强心理疏导:对患者和家属进行疾病知识的教育,从而增强患者对疾病的理性认识,增强患者治疗的信心。

五、出院指导

（1）一经发现，患者应严格消毒隔离，积极治疗。

（2）养成良好的卫生习惯，饭前、便后、外出回家后要及时用洗手液或肥皂洗手。宣传个人爱眼卫生，勤洗手，不揉眼，毛巾、脸盆专人专用。

（3）注意公共卫生，加强对游泳池、浴池、理发室、旅馆的卫生管理与监督。阻止"红眼病"患者进入公共场所或参与社交活动。暴发流行期间游泳池、浴池等场所停止开放。

（4）不宜采用集体滴眼药的方法预防眼病。

第五章

细菌性传染病

第一节　肺结核

一、简　介

　　肺结核是主要由人型结核杆菌侵入肺后引起的一种具有强烈传染性的慢性消耗性疾病,严重危害人类健康。

二、流行病学

1. 传染源

　　痰中带菌的肺结核患者,尤其是未经治疗者,是本病的主要传染源。

2. 传播途径

　　飞沫传播是肺结核最重要的传播途径,患者咳嗽、打喷嚏或高声说笑时喷出的痰沫中附着有结核分枝杆菌,接触者因直接吸入痰沫而感染;消化道感染是次要的感染途径,通过与患者共餐或食用带菌食物,可引起肠道感染。

3. 易感人群

　　人群普遍易感。

三、临床症状

（1）咳嗽、咳痰。

（2）发热、盗汗。

（3）咯血、胸痛、呼吸困难。

（4）精神差,睡眠不好,疼痛不适。

（5）长期服用抗结核药产生的不良反应:失眠、头晕、恶心、腹胀、食欲减退、肢体麻木、听力或视力障碍等。

（6）因长期慢性消耗而出现营养不良、消瘦。

（7）并发症有咯血、自发性气胸、支气管扩张、肺部继发感染、心肺功能衰竭等。

四、健康指导

1. 消毒隔离指导

做好呼吸道隔离,保持室内良好通风,每天用紫外线消毒;注意个人卫生,严禁随地吐痰,不要对着他人咳嗽或打喷嚏;在咳嗽或打喷嚏时用双层纸巾遮住口鼻,纸巾焚烧处理;接触痰液后用流动水冲洗双手;患者外出时戴口罩。

2. 休息指导

指导患者合理安排生活,保证充分的睡眠和休息时间。

3. 饮食指导

（1）患者可多食补益肺阴的食物,如山药、百合、莲子、芝麻等；多食滋阴降火的食物，如甲鱼、紫菜、海参、猪肝、红糖、南瓜、蛤蜊等。

（2）如伴有气短神疲、倦怠乏力、纳差、胸闷痰湿等症状，可食山楂开胃，并多食健脾渗湿的食物，如冬瓜、南瓜、苦菜、莲藕、莲子、薏米仁、白扁豆、山药等。气虚乏力的患者可多食红枣、山药、芡实、樱桃、菱角、党参等补中益气的食物；便秘者可用蜂蜜泡茶饮，多吃富含粗纤维的食物，如糙米、玉米、小米等杂粮，以及芹菜、牛蒡、胡萝卜、四季豆、豌豆、薯类和裙带菜等。

（3）忌食助湿生热之物，如烟酒、洋葱、辣椒、胡椒等辛辣刺激性食物，虾、蟹和肥肉等荤腥、油腻食物，麦芽糖、龙眼肉等甜腻食物，阿胶、葱、姜、蒜、韭菜、茴香等温燥动火生痰之物。

（4）肺结核患者咯血期间应进温凉饮食，忌饭菜过热，以免诱发咯血。咯血时忌食荔枝、桂圆等动火生痰的食物，忌辛辣刺激，忌烟酒。咯血后患者一般都口中无味，不想进食，可遵医嘱给予助消化食物，如汤面条、稀饭、鸡蛋汤、鸡汤等。

4. 用药指导

坚持早期、联合、规律、适量、全程五大治疗原则，提高服药依从性，取得家属及患者的主动配合。

5. 服用抗结核药物期间的注意事项

（1）服用对氨基酸水杨酸钠时宜用酸奶或橙汁送服，以利于药物吸收。

（2）服用异烟肼的患者不宜吃海鱼、动物肝脏、扁豆、茄子、香蕉、菠萝、酵母、葡萄酒、啤酒等含有丰富酪胺的食物，防止中毒。

（3）饮奶、茶和豆浆时应和服抗结核药物间隔4h，防止影响药物吸收而降低疗效。

五、出院指导

（1）指导患者合理用药，遵照医生制定的化疗方案治疗；要按时、足量服药，自己不应轻易更换治疗方案或胡乱加药、停药，因加药可加重肝脏负担，过早停药则容易导致复发；定期复查胸片、肝肾功能，了解治疗效果和病情变化。

（2）指导患者做好家庭隔离消毒，对家属做好预防宣教工作，患者应尽可能和家人分餐、分床、分筷、分毛巾等，患者的物品应定期消毒，以预防传染。

（3）指导患者做好功能锻炼，合理安排生活、工作和学习时间，劳逸结合，保持心情愉快，提高自身的抗病能力，预防呼吸道感染。

第二节　伤　寒

一、简　介

伤寒是由伤寒杆菌引起的急性肠道传染病,以持续发热、相对缓脉、神情淡漠、脾肿大、玫瑰疹和血白细胞计数减少等为特征。

二、流行病学

1. 传染源

患者及带菌者。

2. 传播途径

本病通过粪–口途径感染人体。水源污染是本病传播的重要途径。

3. 易感人群

人群普遍易感。病后可获得持久性免疫。

三、临床表现

潜伏期为3～60天,通常为7～10天。

1. 初　期

初期为病程第 1 周,起病大多缓慢,发热是最早出现的症状,常伴有全身不适、乏力、食欲减退、咽痛、干咳、轻度腹泻或便秘等。

2. 极　期

极期为病程第 2～3 周,常有伤寒的典型表现。

(1)高热:持续不退,呈稽留热型,如未予有效的抗菌治疗,热程可持续 2 周以上。

(2)消化系统症状:食欲不振较前更为明显,腹部不适,腹胀,多有便秘,少数则以腹泻为主。

(3)神经系统症状:与疾病的严重程度成正比,患者精神恍惚,表情淡漠、呆滞,反应迟钝,听力减退,重者可有谵妄、昏迷或出现脑膜刺激征(虚性脑膜炎)。这些神经系统症状多随体温下降至逐渐恢复。

(4)循环系统症状:常有相对缓脉,有时出现重脉,是本病的临床特征之一。

(5)脾肿大:从病程第 6 天开始,在左季肋下常可触及脾肿大,质软,伴压痛。

(6)皮疹:病程第 7～14 天,部分患者的皮肤出现淡红色小斑丘疹(玫瑰疹)。

3. 缓解期

缓解期为病程第 4 周,人体对伤寒杆菌的抵抗力逐渐增强,体温出现波动并开始下降,食欲逐渐好转,腹胀逐渐消失,脾肿大开始回缩。但仍有可能出现肠出血、肠穿孔等并发症。

4. 恢复期

恢复期为病程第5周,体温恢复正常,食欲好转,一般在1个月左右完全恢复健康。

四、健康指导))

（1）隔离指导：做好消化道隔离,至患者体温正常后15天,或每隔5～7天做1次大便培养,连续2次阴性者方可解除隔离。

（2）休息指导：发热期患者必须卧床休息,症状明显好转后可逐渐增加活动量。

（3）饮食指导：发热期应给予患者营养丰富、清淡的流质饮食,如牛奶、蛋汤、青菜汤、鲜果汁等,少量多餐,避免过饱。鼓励患者多饮水,入量不足者给予静脉补液。有肠出血时禁食24h,静脉补充营养。缓解期患者食欲好转,应给予易消化的高热量、少渣、少纤维素、不易引起肠胀气的流质或半流质饮食,如软面条、米粥等。恢复期患者可逐渐由少渣、少油的半流质饮食过渡至正常饮食,切忌暴饮、暴食或进食生冷、粗糙、不易消化的食物；腹胀者禁食易产气的食物,如牛奶、糖类及高脂肪食物。

（4）用药指导：按医嘱服用药物,不可擅自更改剂量或停药。

五、出院指导

（1）向患者及家属说明饮食治疗的重要性及饮食与并发症的关系,使患者切实遵守饮食治疗原则。

（2）指导患者定期复查,如有发热等不适,应及时就诊,以防复发。

（3）养成良好的卫生与饮食习惯,把住"病从口入"关:饭前、便后均应正确使用肥皂或洗手液洗手;自来水经煮沸消毒后方可饮用。

（4）搞好环境卫生,加强厕所及粪便管理,消灭苍蝇滋生地,发动群众消灭苍蝇。

（5）提高人群抗病力,注意均衡饮食,劳逸结合,适当锻炼,增强体质。

第三节 细菌性痢疾

一、简 介

细菌性痢疾简称菌痢,是由志贺菌(也称痢疾杆菌)引起的肠道传染病。临床上以急起畏寒、高热、腹痛、腹泻、里急后重和黏液脓血便为主要症状。轻者仅表现为腹痛、腹泻，重者迅速出现感染性休克、昏迷、呼吸衰竭，预后凶险。

二、流行病学

1. 传染源

患者和带菌者。患者中以急性、非急性典型菌痢与慢性隐匿型菌痢为重要传染源。

2. 传播途径

痢疾杆菌随患者或带菌者的粪便排出，通过被污染的手、食品、水源或生活接触而传播，或通过苍蝇、蟑螂等间接方式传播，最终均经口入消化道使易感者受感染。

3. 易感人群

人群普遍易感。

三、临床表现

潜伏期一般为1～4天，短者可为数小时，长者可达7天。

（1）普通型：起病急，有中度毒血症表现，如畏寒，发热，可达39℃，乏力、食欲减退、恶心、呕吐、腹痛、腹泻、里急后重。稀便转成脓血便，每日数十次，量少，失水不显著。一般病程为1～2周。

（2）轻型：全身中毒症状、腹痛、里急后重均不明显，可有低热、糊状或水样便,混有少量黏液,无脓血,一般每日 10 次以下。一般病程 3～6 天。少数可转为慢性。

（3）重型:有严重全身中毒症状及肠道症状。起病急、高热、恶心、呕吐,剧烈腹痛及腹部(尤为左下腹)压痛,里急后重明显,脓血便,便次频繁,甚至失禁。病情进展快,患者明显失水,四肢发冷,极度衰竭,易发生休克。

（4）中毒型:此型多见于 2～7 岁儿童。起病急骤,全身中毒症状明显,高热达 40℃以上,而肠道炎症反应极轻。这是由于痢疾杆菌内毒素的作用,可能与某些儿童的特异性体质有关。

四、健康指导

（1）隔离指导:消化道隔离,直至临床症状消失。隔日粪便培养 1 次,连续 2 次阴性方可解除隔离。

（2）休息指导:卧床休息,症状明显好转后可逐渐增加活动量;生活作息规律,避免熬夜。

（3）饮食指导:发热、腹痛、腹泻明显时,应禁食;当症状稍有减轻时,可进食清淡、营养丰富、易消化、脂肪少的流质饮食,如藕粉、米汤、果汁、菜汁,禁饮牛奶、豆浆及易产气的饮食,以保证肠道的充分休息,补充水分和电解质;发热,腹泻症状好转后,可食少渣、无刺激性的饮食,由少渣、少油半流质饮食过渡到软食或普食;应多饮水,改善脱水和毒血症,并利于毒素的排泄;禁食油煎或油炸食物及芹菜、韭菜、萝卜、咖啡、浓茶、酒类、刺激性调味品等。

（4）用药指导:按医嘱服用药物,不可擅自更改剂量或停药。

（5）粪便检验:采集含有脓血、黏液的新鲜粪便标本及时送检,观察治疗效果。

（6）肛周皮肤护理:加强肛周皮肤护理,每次便后清洗肛周,保持清洁,并涂以润滑剂,预防刺激;有里急后重者,嘱患者排便时不要过度用力,以免发生脱肛。若发生脱肛,可戴橡胶手套协助回纳。

五、出院指导

（1）指导患者养成良好的个人卫生与饮食习惯,把住"病从口入"关。

（2）有出院带药者,指导患者遵医嘱按时、按剂量、按疗程服用,以防转变成慢性痢疾。

（3）告知患者出院后仍应避免过劳、受凉、暴饮暴食及生冷刺激性食物,以防止复发及再感染。

（4）搞好环境卫生,加强厕所及粪便管理,消灭苍蝇滋生地,发动群众消灭苍蝇。

（5）做好消毒隔离工作。食具要煮沸 15min 消毒。患者的粪便要用 1% 漂白粉液浸泡后再倒入下水道冲走。

第四节　霍　乱

一、简　介

霍乱是由霍乱弧菌引起的烈性肠道传染病,发病急、传播快,是亚洲、非洲、拉丁美洲等地区腹泻的重要原因,属国际检疫传染病,在我国,它属于甲类传染病。霍乱典型的临床表现为急性起病,剧烈的腹泻、呕吐,米泔水样大便以及由此引起的脱水、电解质及酸碱失衡、肌肉痉挛和循环衰竭。

二、流行病学

1. 传染源

患者及带菌者是霍乱的主要传染源,尤其是中、重型患者,排菌量大。轻型患者易被忽视,因而常得不到及时隔离和治疗;健康带菌者不易被发现,因而两类人群也是重要的传染源。

2. 传播途径

患者及带菌者的粪便或排泄物污染水源和食物后引起暴发流行,霍乱弧菌能通过污染鱼、虾等水产品引起传播。

日常生活接触苍蝇也会起传播作用。

3. 易感人群

人群普遍易感,病后能产生抗菌抗体和抗毒素抗体,可获得一定程度的免疫,但持续时间短,可再次感染。

三、临床表现 》》

潜伏期短者数小时,长者可达7天,一般为1～3天。

1. 泻吐期

(1)腹泻:是发病的第一个症状,其特点为无发热,无里急后重感,多数不伴腹痛。初期粪便含粪质,后为黄色水样便或米泔水样便,有肠道出血者可排出洗肉水样便,无粪臭。粪便量多次频,每日可达数十次,甚至排便失禁。

(2)呕吐:一般发生在腹泻后,多为喷射状,少有恶心。呕吐物初为胃内容物,后为水样,严重者可呕吐米泔水样液体。

2. 脱水虚脱期

(1)脱水:轻度脱水可见皮肤、黏膜稍干燥,皮肤弹性略差,一般失水1000ml;中度脱水可见皮肤弹性差、眼窝凹陷、声音轻度嘶哑、血压下降及尿量减少,一般失水3000～3500ml;重度脱水者出现皮肤干皱、无弹性,声音嘶哑,腹呈舟状,并可见眼眶下陷、两颊深凹,神志淡漠或不清的"霍乱面容",患者极度无力,尿量明显减少。

（2）肌肉痉挛：可引起腓肠肌和腹直肌痉挛，表现为痉挛部位的疼痛，肌肉呈强直状态。

（3）低血钾：低血钾可引起肌张力减低、腱反射消失、鼓肠，甚至心律失常。

（4）呼吸增快：严重者除出现库斯莫尔（Kussmaul）大呼吸外，还可有意识障碍。

（5）循环衰竭：严重失水导致低血容量性休克。

3. 恢复及反应期

腹泻停止，脱水纠正后症状逐渐消失，体温、脉搏、血压恢复正常。

临床上有一种极为罕见的中毒型霍乱，又称"干性霍乱"，起病急骤，发展迅速，患者尚未出现明显的泻吐症状即进入中毒性休克而死亡。

四、健康指导

（1）隔离与消毒指导：对霍乱患者就地按消化道传染病严密隔离，隔离至症状消失6天后，并隔日做粪便培养1次，连续3次培养阴性者才可解除隔离；确诊患者和疑似病例应分别隔离，患者排泄物应彻底消毒。

（2）休息指导：应绝对卧床休息，严重者最好卧有孔床，床下对孔放置便器，便于患者排便，减少搬动。

（3）饮食指导：泻吐剧烈者暂禁食，不剧烈者可给予流质饮食,如果汁、米汤、淡盐水等,少食用牛奶、豆浆等会加重肠胀气的食物,饮食宜少量多餐。

（4）心理指导:加强对患者的心理疏导,缓解其恐惧情绪,帮助患者树立治疗的信心,使其积极配合治疗。

（5）对症宣教:患者呕吐时将其头偏向一侧,避免其发生窒息或吸入性肺炎;腹痛、腓肠肌痛时给予局部热敷、按摩等,以减轻肌肉痉挛;加强对患者肛周皮肤的护理,每次便后清洗肛周,保持清洁,并涂以润滑剂。

五、出院指导 》

（1）对接触者应严密检疫5天,留粪培养并服药预防。

（2）指导患者养成良好的个人卫生与饮食习惯,把住"病从口入"关。

（3）改善环境卫生,加强饮水消毒和食品管理。

（4）霍乱流行时,有选择地为疫区人群接种霍乱疫苗。平时积极锻炼身体,提高抗病能力。

第五节 流行性脑脊髓膜炎

一、简 介

流行性脑脊髓膜炎简称流脑,是由脑膜炎奈瑟菌经呼吸道传播而引起的一种急性化脓性脑膜炎。其主要临床表现是突发高热、剧烈头痛、频繁呕吐,皮肤或黏膜瘀点、瘀斑,出现脑膜刺激征,严重者可有败血症休克和脑实质损害,可危及生命。部分患者暴发起病,可迅速致死。本病好发于冬春季节,多见于儿童和青少年。

二、流行病学

1. 传染源

带菌者和流脑患者是本病的传染源,带菌者作为传染源的意义更重要。

2. 传播途径

病原菌主要经传染源咳嗽、打喷嚏喷出的飞沫而传播。

3. 人群易感性

人群普遍易感。15岁以下儿童,尤其是6个月至2岁的婴幼儿发病率最高,病后可产生持久的免疫力。

三、临床表现

潜伏期为数小时至7天,一般为2～3天。

1. 普通型

普通型最常见,占全部病例的90%以上。

（1）上呼吸道感染期:主要表现为上呼吸道感染症状,如低热、咽痛、咳嗽、流涕等,持续1～2天。

（2）败血症期:多数患者起病后迅速出现此期表现,出现高热、寒战,体温迅速升高达40℃以上,伴明显的全身中毒症状,头痛及全身痛,精神极度萎靡。幼儿常表现为哭闹、拒食、烦躁不安和惊厥。70%以上的患者皮肤、黏膜出现瘀点、瘀斑,初呈鲜红色,迅速增多,扩大,常见于四肢、软腭、眼结膜和臀部等部位。本期持续1～2天后进入脑膜炎期。

（3）脑膜炎期:除败血症期的毒血症状外,同时还伴有剧烈头痛、喷射性呕吐、烦躁不安、嗜睡以及颈项强直、克氏征和布氏征阳性等脑膜刺激征,重者谵妄、抽搐及意识障碍。婴幼儿脑膜刺激征缺如,前囟未闭者可隆起。本期持续2～5天。

（4）恢复期:经治疗患者体温逐渐下降至正常,意识及精神状态改善,皮肤瘀点、瘀斑吸收或结痂愈合。

2. 暴发型

以儿童多见,起病急,病情凶险,病死率高。

(1)休克型:严重中毒症状,突起寒战、高热,严重者体温不升,伴头痛、呕吐,短时间内出现皮肤、黏膜瘀点、瘀斑,并迅速增多,融合成片。随后出现面色苍白、口唇发绀、皮肤花斑、四肢厥冷、脉搏细速、呼吸急促。若抢救不及时,病情可急速恶化,周围循环衰竭加重,血压显著下降,尿量减少,昏迷。

(2)脑膜脑炎型:主要表现为脑膜及脑实质损伤,常于1～2天内出现严重的神经系统症状,患者高热、头痛、呕吐、意识障碍,可迅速出现昏迷。颅内压增高,脑膜刺激征阳性,可有惊厥、锥体束征阳性,严重者可发生脑疝。

(3)混合型:可先后或同时出现休克型和脑膜脑炎型的症状。

四、健康指导

(1)隔离与消毒指导:实施呼吸道隔离,隔离至症状消失后3天,一般不少于病后7天。室内保持适宜温度和湿度,每天对室内空气紫外线消毒2次。

(2)休息指导:安静卧床休息,保持病房安静、舒适、整洁,保持空气流通。有计划地集中安排对患者的各种检查、治疗和护理操作,避免过多搬动患者,以保证患者良好的休息和睡眠。昏迷患者头偏向一侧,有脑水肿时头部抬高35°～55°。腰椎穿刺后,协助患者去枕平卧6h。

(3)饮食指导:应给予患者富含营养、易消化的流质或半流质饮食,鼓励患者少量多次饮水。

(4)对症宣教:保证患者皮肤清洁,有大片瘀斑者,翻身时避免拖、拉、推等摩擦,以防皮肤破损;瘀斑部位皮肤可用海绵垫、气垫保护,衣着宜宽大、柔软,预防发生溃疡。患者指甲应剪短,以避免抓挠皮肤。

五、出院指导

(1)康复锻炼。流脑可引起脑神经损害、肢体功能障碍、失语、癫痫等后遗症,应指导患者和家属坚持切实可行的功能锻炼、按摩等,改善患者自我管理能力,以提高其生活质量。

(2)做好环境和个人卫生,注意室内通风换气,勤晒衣被和儿童玩具。

(3)流脑流行季节尽量避免携带儿童去人多、拥挤的公共场所;体质虚弱者做好自我保护,如外出时戴口罩等。

(4)密切接触者医学观察7天。

(5)流行季节前对流行区6个月至15岁的易感人群接种脑膜炎球菌A群夹膜多糖菌苗,以降低人群易感性。流行前皮下注射1次,剂量为0.5ml,接种后5～7天出现抗体,两周后达到高峰。

第六节　猩红热

一、简　介

猩红热为 A 组β型溶血性链球菌引起的急性呼吸道传染病。其临床表现为发热、咽峡炎、全身弥漫性鲜红色充血性皮疹和皮疹消退后明显脱屑。少数患者于恢复期出现变态反应性疾病，如风湿病、肾小球肾炎、心脏或关节损害等。

二、流行病学

1. 传染源

传染源主要为患者和带菌者。猩红热自发病前24h至疾病高峰期传染性最强。

2. 传播途径

本病主要由呼吸道飞沫直接传播，偶亦可经被污染的用具、书籍、饮料等间接传播。有时细菌亦可侵入皮肤伤口或产道而引起外科型猩红热或产科型猩红热。

3. 人群易感性

人群普遍易感，感染后可产生抗菌免疫和抗毒免疫。

三、临床表现))

潜伏期为2～15天,一般为2～5天。

临床表现主要为发热、咽痛、弥漫性红疹及恢复期脱皮。典型的经过可分为3期(前驱期、出疹期和脱皮期)。发热、咽峡炎和典型的皮疹为猩红热三大特征性表现。

四、健康指导))

(1)隔离指导:对患者进行呼吸道隔离,咽拭子培养3次阴性且无化脓性并发症者,即可解除隔离。接触者需医学观察7天,可预防性用青霉素2天。

(2)休息指导:高热时应卧床休息,病室保持适宜的温度、湿度,注意通风,避免噪音。

(3)饮食指导:给予高热量、高蛋白质、高维生素、易消化的流质或半流质饮食。给患者补充足够的液体,必要时静脉输液以保证入量。

(4)对症宣教:保持皮肤清洁,每日用温水轻擦皮肤,禁用肥皂水擦拭皮肤;保持床单、衣物干燥、清洁,注意勤变换体位;皮疹脱皮时让其自行脱落,不要强行撕脱;患者应注意修剪指甲,衣着应宽松,内衣裤应勤换洗。

五、出院指导

（1）患儿在家休息，隔离期限自发病之日起，不少于7天。如有并发症，隔离至炎症痊愈。

（2）出院后对患儿的日常用具彻底消毒，不能擦洗的物品应户外曝晒。

（3）遵医嘱用药，不能随意停药。定期复查肾功能、尿常规，防止发生并发症。

（4）流行期间避免带儿童去人多拥挤的公共场所，外出时应戴口罩。保持居室空气流通。

第七节　细菌性食物中毒

一、简　介

细菌性食物中毒是指由于进食被细菌或细菌毒素所污染的食物而引起的急性感染中毒性疾病，可分为胃肠型食物中毒和神经性食物中毒。

二、流行病学

1. 传染源

细菌性食物中毒传染源为被病原体感染的动物或患者。神经型食物中毒传染源为携带肉毒杆菌的动物,患者无传染性。

2. 传播途径

细菌性食物中毒是通过进食被细菌或其毒素污染的食物或水而传播的。神经型食物中毒主要是通过被肉毒外毒素污染的食物而传播的。偶可因伤口感染肉毒杆菌而发生肉毒中毒。

3. 易感人群

人群普遍易感,感染后产生的免疫力较弱,故可重复感染多次发病。

三、临床表现

潜伏期短,有进食可疑食物史,病情轻重与进食量有关。

1. 胃肠型食物中毒

各种细菌所致食物中毒的临床表现大致相似,主要为腹泻、呕吐、腹痛等胃肠炎症状。

2. 神经型食物中毒

临床表现轻重不一,轻者仅轻微不适,无需治疗,重者可于24h内死亡。起病早期有恶心、呕吐等症状。继而出现乏力、软弱、头痛、头晕、视物模糊、复视、瞳孔散大、眼肌麻痹等神经系统症状。严重者出现吞咽、咀嚼、发音困难,甚至呼吸困难。患者体温一般正常,神志正常,知觉存在。胃肠道症状较轻,可有恶心、便秘或腹胀等。病程长短不一,通常4～10天后逐渐恢复,但全身乏力、眼肌麻痹可持续数月之久。危重者可在3～6天内死于呼吸衰竭、心力衰竭或继发感染。

四、健康指导

（1）管理传染源:发生可疑食物中毒后,应立即报告当地卫生防疫部门。卫生防疫部门及时进行调查、分析,制定防疫措施,及早控制疫情。

（2）休息指导:急性期卧床休息,减少体力消耗,严重者应严格卧床。

（3）饮食指导:鼓励患者多饮淡盐水,以补充液体,促进毒素排泄。呕吐停止后可给予易消化的流质或半流质饮食。剧吐不能进食或腹泻频繁者,可静脉滴注葡萄糖、生理盐水。恢复期过后可逐渐过渡到正常饮食。

（4）主动免疫:密切接触患儿的易感儿可肌注丙种球蛋白。若进食的食物已被证明有肉毒杆菌或其外毒素存在,或同进食者已发生肉毒中毒时,未发病者应立即注射多价抗毒血清以防止发病。

五、出院指导 》》

（1）加强卫生宣传，提高人们的卫生素质，不吃不洁、变质或未经煮熟的肉类食品，消灭苍蝇、蟑螂、鼠类等传播媒介。

（2）加强饮食卫生监督及管理，禁止出售变质、腐败的食物，从事餐饮行业的人员要定期进行健康体检。尤其应注意罐头食品、火腿、腌腊食品、发酵豆的卫生检查。

第八节　　布鲁菌病

一、简　介 》》

布鲁菌病又称波浪热，是由布鲁杆菌引起的人畜共患传染病，主要临床特点是长期发热、多汗、关节痛、肝脾肿大和易慢性化。

二、流行病学 》》

1. 传染源

传染源主要为病畜。在我国，羊为主要传染源，其次为牛和猪。

2. 传播途径

本病主要是经皮肤、黏膜接触传播,其次是经消化道和呼吸道传播

3. 易感人群

人群普遍易感。

三、临床表现

潜伏期为1～3周,平均为两周。

1. 急性期

急性期常出现前驱症状,表现颇似重感冒。患者全身不适、疲乏无力、食纳减少、头痛、肌痛、烦躁或抑郁等。持续3～5天。以寒战、高热、多汗、游走性关节痛为主要表现。

2. 慢性期

(1)慢性期活动型:具有急性期的表现,也可长期低热或无热、疲乏无力、头痛、反应迟钝、精神抑郁、神经痛、关节痛,关节痛一般局限于某一部位,重者关节强直、变形。

(2)慢性期相对稳定型:症状、体征较固定,关节功能障碍可因气候变化、劳累过度而加重。患者久病后出现体力衰竭、营养不良、贫血。

四、健康指导))

（1）隔离指导：做好接触隔离。

（2）休息指导：急性期应卧床休息，症状明显好转后可逐渐增加活动量。生活作息规律，避免熬夜和精神刺激。

（3）饮食指导：给予患者高热量、高蛋白质、易消化饮食，少量多餐。

五、出院指导))

（1）对牧场、乳厂和屠宰场的牲畜定期卫生检查。若检出病畜，应及时隔离治疗，必要时宰杀之。

（2）加强对畜产品的卫生监督，禁食病畜肉及乳品；防止病畜或患者的排泄物污染水源。

（3）对与牲畜或畜产品接触密切者，要进行宣传教育，使其做好个人防护。

（4）对接触羊、牛、猪、犬等牲畜的饲养员、挤奶员、兽医、屠宰人员、皮毛加工员及炊事员等，均应进行预防接种。

第六章

寄生虫病

第一节 阿米巴病

一、简 介

阿米巴病是原虫感染性疾病,由溶组织内阿米巴感染所致。阿米巴病按病变部位和临床表现的不同,可分为肠阿米巴病和肠外阿米巴病。本病主要病变部位在结肠,表现为痢疾样症状。阿米巴原虫亦可由肠壁经血流和淋巴液或直接迁徙至肝、肺、脑等脏器而成为肠外阿米巴病,表现为各脏器的脓肿,尤以阿米巴肝脓肿最为多见。

二、流行病学

1. 传染源

凡是粪便中持续排出包囊的人群均为传染源,包括无症状包囊携带者、慢性患者和恢复期患者。

2. 传播途径

本病主要经粪-口途径传播,易感人群通过被污染的水和食物而传染。

3. 易感人群

人群普遍易感,营养不良、免疫力低下的男同性恋及接受免疫抑制剂治疗的患者感染率较高。

三、临床表现

潜伏期短者数天,长者可达1年以上,平均为1～2周。

阿来巴病有以下几种临床类型。

(1) 无症状型(原虫携带状态):临床上无症状,但在粪检时发现阿米巴包囊。

(2) 普通型:发病缓慢,主要有腹痛、腹泻症状,为黏液血便,有腥臭味,内含大量阿米巴滋养体。病变累及直肠时可有里急后重,右下腹常有压痛。

(3) 暴发型:发病急骤,中毒症状明显,有高热和极度衰竭。大便为血样或水样便,奇臭,每日大便十几次至几十次,伴呕吐、里急后重及腹部明显压痛。可有不同程度脱水、酸中毒、电解质紊乱。可出现循环衰竭,易并发肠出血、肠穿孔,如不及时抢救可在1～2周内因毒血症或并发症而死亡。

(4) 慢性型:常因普通型未彻底治疗迁移所致。腹泻反复发作,与便秘交替,每日排便3～5次,呈黄糊状,带少量黏液和血,有腐臭味。常伴脐周及右下腹疼痛。症状可持续或间歇,间歇时间不等。大便中有滋养体或包囊。久病者有贫血和营养不良,极易发生并发症。肠内并发症有肠出血、肠穿孔、结核肉芽肿等；肠外并发症以阿米巴肝脓肿为最常见，其次为肺、脑脓肿。

四、健康指导

（1）隔离指导：实行消化道隔离，至症状消失后大便连续3次找不到滋养体或包囊。

（2）休息指导：患者急性期应卧床休息，取舒适卧位，避免剧烈运动，以避免肠道并发症或肝脓肿破裂。

（3）饮食指导：患者宜进食高热量、高蛋白质、高维生素、少渣、易消化的流质或半流质饮食。少量多餐，忌食生冷及刺激性食物。频繁腹泻伴呕吐者可暂禁食，静脉补充所需营养。如无心、肾功能受损，每天应至少摄入2500ml液体，以防脱水。贫血者注意补充含铁丰富的食物。

（4）对症护理：指导患者注意观察每天排便次数、量、颜色、性状及气味等变化，注意有无便血、腹痛、肝区疼痛等表现，如有异常应及时告知医护人员。

（5）采集粪便标本的注意事项：及时采集新鲜大便，挑选有黏液、脓血的部分送检，并注意保温。

五、出院指导

（1）向患者及家属说明遵医嘱按时、按量、按疗程坚持服药的重要性。在患者症状消失后连续3次粪检，滋养体或包囊阴性者方可解除隔离。出院后3个月内应每月复查超声和粪便常规,防止复发,若有症状及时就诊。

（2）平时适当锻炼,建立良好的生活规律,排便后彻底洗手,防止经手传播。

（3）煮沸、过滤、消毒饮用水,防止吃生菜,防止食物被污染。

（4）适当处理粪便,防止苍蝇滋生。积极灭蝇。

（5）检查和治疗从事饮食业的排包囊者及慢性患者。

第二节　疟　疾

一、简　介

疟疾是一种由疟原虫引起,经雌性按蚊叮咬传染的寄生虫病,临床特点为间歇性定时发作的寒战、高热,继而大汗,缓解,可有脾肿大及贫血等体征。

二、流行病学

1. 传染源

疟疾患者和无症状带虫者。

2. 传播途径

经蚊虫叮咬皮肤为本病主要传播途径。极少数患者可因输入带疟原虫的血液而感染。

3. 易感人群

人群普遍易感。感染后可产生一定的免疫力,但不持久。各型疟疾之间无交叉免疫性。反复多次感染后再感染,症状较轻或无症状。

三、临床表现

间日疟和卵形疟潜伏期为 13～15 天;三日疟潜伏期为 24～30 天;恶性疟潜伏期为 7～12 天。

1. 典型发作

4 种疟疾发作的症状基本相似,典型症状为突发性寒战、高热和大量出汗。寒战持续 10min～2h,随后患者体温迅速上升,通常可达 40℃或更高,伴头痛、全身酸痛、乏力,但神志尚清楚。发热持续 2～6h,随后开始大量出汗,体温骤降,大汗持续 0.5～1h。此时,患者自觉明显好转,但可感乏力、口干。早期患者的间歇期可不规则。发作次数后逐渐变得规则,反复发作造成大量红细胞破坏,可出现不同程度的贫血和脾肿大。

2. 凶险发作

凶险发作多由恶性疟疾引起,常见的类型有以下几种。

（1）脑型：急起高热、剧烈头痛、呕吐、谵妄和抽搐等。严重者可引起脑水肿、呼吸衰竭而死亡。

（2）过高热型：持续高热可达42℃，患者有烦躁不安、谵妄，继之昏迷、抽搐，可在数小时内死亡。

（3）厥冷型：患者肛温在38～39℃，软弱无力、皮肤苍白或者轻度发绀、体表湿冷，常有频繁呕吐、水样腹泻，继而血压下降、脉搏细弱，多死于循环衰竭。

（4）胃肠型：患者伴有腹泻，粪便先为黏液水便，每天数十次，后可有血便、柏油便，伴下腹或全腹痛，无明显腹部压痛。患者多死于休克和肾衰竭。

3. 再燃和复发

4种疟疾都有发生再燃的可能性，多见于病愈后的1～4周，可多次出现。复发由迟发型子孢子引起，见于日间疟和卵型疟，多见于病愈后的3～6个月。

4. 输血疟疾

由输入带疟原虫的血液而引发，潜伏期为7～10天，因无肝内迟发型子孢子，故治疗后无复发。

5. 并发症

黑尿热是恶性疟疾的严重并发症。主要表现为急起寒战、高热、腰痛、酱油样尿、急性贫血与黄疸，严重者可发生急性肾衰竭。

四、健康指导

（1）隔离指导：做好虫媒隔离。隔离至患者病愈后原虫检查阴性。病房做好防蚊、灭蚊措施。

（2）休息指导：急性发作期应卧床休息，以减轻体力消耗。

（3）饮食指导：患者宜进食高热量、高蛋白质、高维生素、含丰富铁质的流质或半流质饮食，以补充消耗、纠正贫血。多饮水。有呕吐、不能进食者，可静脉补充营养。

（4）生活指导：告知患者发热的先兆，一般是先有发冷、寒战，继而体温升高。发冷时给患者加盖棉被或用热水袋保暖。出汗后及时更换衣物及床单、被套，以保持干燥，避免着凉。

五、出院指导

（1）做好灭蚊、防蚊工作，加强个人防护，如穿长袖衣和长裤，房间喷洒杀虫剂，在暴露的皮肤上涂驱蚊剂，挂蚊帐睡觉等，以减少被蚊叮咬的机会。

（2）加强疾病知识教育，重点是疾病的传播途径、主要症状及体征、治疗方法及药物的副作用等。指导患者坚持服药，以彻底治愈。治疗后应定期随访，反复发作时，应速到医院复查。

（3）对1～2年内有疟疾发作史者或血中查到有疟原虫

者,可在流行季节前1个月给予抗复发治疗。以后每3个月随访1次,直至2年内无复发为止。对疟疾高发区健康人群及外来人群,可口服乙胺嘧啶以防止发生疟疾。曾到疟疾流行区旅游的人,三年内不可献血。

第三节　日本血吸虫病

一、简　介

　　日本血吸虫病是日本血吸虫寄生在门静脉系统所引起的疾病。急性期患者主要表现为发热、腹痛、腹泻或脓血便,肝肿大,有压痛,血中嗜酸性粒细胞显著增多。慢性期以肝脾肿大或慢性腹泻为主,晚期发展为血吸虫性肝硬化。我国将血吸虫病分为急性血吸虫病、慢性血吸虫病、晚期血吸虫病和异位血吸虫病4型。

二、流行病学

1. 传染源

　　患者和保虫宿主(牛、羊、猪、犬、猫及鼠类)是最主要的传染源。

2. 传播途径

本病通过接触传播,皮肤或黏膜接触含尾蚴的疫水而感染。造成本病传播必须具备3个条件:含虫卵的粪便入水、钉螺滋生以及人体接触疫水(皮肤、黏膜直接接触或饮用生水)。

3. 易感人群

人群普遍易感,以男性农民和渔民感染率最高。

三、临床表现 〉〉

本病潜伏期长短不一,一般为1个月左右。

1. 急性血吸虫病

起病多较急,常为初次重度感染者,以全身症状为主,患者有明确的疫水接触史,尾蚴侵入部位可出现尾蚴性皮炎,表现为红色丘疹或疱疹,奇痒,3～5天后消退。

(1) 发热:是最常见的临床表现,热度高低和热程长短与感染血吸虫尾蚴的数量成正比。轻症者发热数天,重症者可迁延数月。热型以间歇热多见,也可呈弛张热。下午或晚上体温升高,可达39～40℃,伴畏寒,清晨热退时出汗。重症者体温维持在40℃左右,呈稽留热,可伴脉缓、消瘦、贫血、意识模糊、谵妄、昏迷等表现,甚至死亡。

(2) 过敏反应:以荨麻疹最常见,广泛分布于全身或仅限于四肢,持续数天或1～2周,可伴血管神经性水肿、淋巴结肿大与压痛、出血性支气管哮喘等,血中嗜酸性粒细胞显著增多。

（3）消化系统症状：食欲减退，可伴恶心、呕吐、腹痛、腹泻。腹泻每日3～5次，粪便稀薄，严重者为脓血便，甚至出现腹膜刺激征。粪便易发现虫卵。

（4）肝脾肿大：90%以上患者可出现肝肿大，伴不同程度压痛。50%左右的患者轻度脾肿大。

2. 慢性血吸虫病

急性症状未经治疗消退，或疫区居民反复轻度感染后获得部分免疫力，病程在半年以上，称为慢性血吸虫病。

（1）无症状型：仅粪便检查时发现虫卵，可有轻度肝肿大，但肝功能一般正常。

（2）有症状型：最常见症状为慢性腹泻，重症有脓血便。肝肿大以左叶较明显，因门静脉壁增厚，超声检查可见网织改变。脾亦逐渐增大。

3. 晚期血吸虫病

晚期出现血吸虫性肝硬化，有门静脉高压、脾显著增大和临床并发症。

4. 异位血吸虫病

虫卵沉积于门静脉系统以外的器官或组织所造成的损害称异位血吸虫病，以肺和脑多见。

5. 并发症

（1）晚期肝硬化并发症：可有食管下段和胃底静脉曲

张,发生上消化道出血。大出血、大量放腹水可诱发肝性脑病。有腹水者可并发原发性细菌性腹膜炎。

（2）肠道并发症:以阑尾炎最多见,也可因为结肠肉芽肿并发不完全性肠梗阻或结肠癌。

四、健康指导))

（1）隔离指导:采取接触隔离。

（2）休息指导:急性期患者应卧床休息,慢性期可适当活动,避免劳累。

（3）饮食指导:进食高蛋白质、高维生素、易消化饮食,忌粗糙、刺激性及富含粗纤维的食物,必要时静脉补充营养。晚期腹水明显者应低钠饮食,肝性脑病时暂停蛋白质摄入。

（4）用药护理:指导患者按时、按量坚持服药。告知患者吡喹酮常见不良反应有头昏、乏力、腰腿酸等,有时会出现视物模糊、频繁期前收缩。若出现头晕、头痛、乏力、恶心、腹痛,多数可在数小时内自行消失;如出现心律失常,应立即停药,对症处理。

（5）心理护理:慢性及晚期血吸虫患者常感焦虑、恐惧,医护人员应给予患者精神安慰,使其保持愉快心情,配合治疗和护理。

五、出院指导))

（1）对流行区重点人群每年予吡喹酮(40mg/kg,顿服一次），并指导群众做好耕牛防治管理。

（2）切断传播途径，改变传统种植习惯，消灭钉螺是关键。其他预防措施包括粪便处理和水源保护等，提倡使用自来水。

（3）保护易感人群。疫区群众不在疫水中游泳、戏水；接触疫水时应穿防护裤，戴橡胶手套和使用防尾蚴剂等。

（4）患者出院休养期间应注意休息，生活规律，限制烟、酒。

（5）避免使用损伤肝脏的药物。

（6）注意保暖，防止感冒，定时随访检查。

第四节　　黑热病

一、简　介

黑热病，又称内脏利什曼病，是由杜氏利什曼原虫（黑热病原虫）引起，经白蛉传播的慢性地方性传染病。黑热病也是一种致命性的人畜共患寄生虫病。临床上以长期不规则发热、贫血、消瘦、肝脾肿大为主要症状。

二、流行病学

1. 传染源

传染源主要是患者和病犬,少数为患病的野生动物。

2. 传播途径

在我国,中华白蛉是主要传播媒介,亦有通过口腔黏膜、破损皮肤、胎盘或输血而感染者。

3. 易感人群

人群普遍易感,病后可获得持久免疫力。

三、临床表现

潜伏期为3～6个月。

1. 典型临床表现

（1）发病多缓慢。发热,热型不规则或呈双峰热,中毒症状轻,起初可有胃肠道症状、感冒样症状。

（2）肝、脾及淋巴结肿大。脾明显肿大,起病后半个月即可触及质软、肿大的脾脏,以后逐渐增大,半年后可达脐部甚至盆腔,质地硬。肝为轻度至中度肿大,质地软;偶有黄疸、腹水。淋巴结为轻至中度肿大。

（3）贫血及营养不良。在病程晚期可出现有精神萎靡、头发稀疏、心悸、气短、面色苍白、水肿及皮肤粗糙,皮肤颜色可加深,故称之为黑热病。可因血小板计数减少而有鼻出血、牙龈出血及皮肤出血点等。

2. 特殊临床类型

（1）皮肤型黑热病：多数患者有黑热病史，可发生在黑热病病程中，少数为无黑热病病史的原发患者。皮损主要是结节、皮疹和红斑，偶有褪色斑，表面光滑，不破溃很少自愈，结节可连成片类似瘤型麻风。皮损可发生在身体任何部位，但以面颊部多见。患者一般情况良好，大多数能照常工作及劳动，病程可达10年之久。

（2）淋巴结型黑热病：较少见，以婴幼儿发病为主，多无黑热病病史，可与黑热病同时发生。表现为浅表淋巴结肿大，尤以腹股沟部多见，花生米大小，也可融合成大块状，较浅可移动，局部无红肿热痛。全身情况良好，肝脾多不肿大或轻度肿大。

四、健康指导

（1）消毒隔离指导：按虫媒隔离，安排患者住有纱窗的单间，病室定时开窗通风，地板及床单每日用5%含氯制剂消毒，医护人员严格采用无菌操作，接触患者前后严格洗手，执行可能被血液、体液污染的护理操作时均戴手套进行自我保护。

（2）休息指导：嘱患者卧床休息，适当抬高下肢，以利于静脉回流，减轻下肢水肿。病情好转后逐渐增加活动量。

（3）饮食指导：注意改善患者营养状况，鼓励患者进食高蛋白质、高热量、高维生素、清淡、易消化饮食。

（4）口腔护理指导：坏死性口腔炎、坏死性牙龈炎是黑热病最常见的并发症，因此应加强口腔护理。指导患者养成良好的刷牙习惯，指导其用儿童软毛牙刷于餐后小心刷牙，餐前用淡盐水漱口。

（5）发热护理：高热时采用温水擦浴，及时更换汗湿的内衣，注意保暖，并及时口服或静脉补充水分及电解质。

（6）皮肤护理：指导患者定时清洁皮肤，不使用肥皂等皮肤刺激物，着棉质内衣，穿宽松的拖鞋，避免擦破水肿的皮肤；剪短指甲，皮肤瘙痒时转移注意力，不要用力搔抓，局部涂炉甘石洗剂止痒。

（7）心理指导：与患者多沟通，使其树立战胜疾病的信心，提高治疗依从性。

五、出院指导

（1）出院后2周复查骨髓涂片、血常规、超声。定期随访，出现高热、出血等情况立即来院就诊。

（2）在流行区进行疾病防治宣教，普通人群尽量避免去流行区。

（3）避免接触并杀灭病犬。

（4）每年5～9月白蛉活动季节用有机磷杀剂喷洒住宅等处杀灭白蛉。

（5）加强防蛉措施，避免白蛉叮咬。

第七章

其他传染性疾病

第一节　梅　毒

一、简　介

　　梅毒是由苍白(梅毒)螺旋体引起的一种全身慢性传染病,主要通过性途径传播,临床上可表现为一期梅毒、二期梅毒、三期梅毒、潜伏梅毒和先天梅毒(胎传梅毒)等。

二、流行病学

1. 传染源

显性和隐性梅毒患者是传染源。

2. 传播途径

性接触是梅毒的主要传播途径。亦有母婴传播。

3. 易感人群

人群普遍易感。

三、临床表现

1. 获得性显性梅毒

(1) 一期梅毒:标志性临床特征是硬下疳,好发部位为阴茎、龟头、冠状沟、包皮、尿道口;大小阴唇、阴蒂、宫颈;肛门、肛管等。

（2）二期梅毒:以二期梅毒疹为特征,有全身症状,一般在硬下疳消退后相隔一段无症状期再发生。有以下几种表现。①皮肤梅毒疹;②复发性梅毒;③黏膜损害;④梅毒性脱发;⑤骨关节损害;⑥二期眼梅毒;⑦二期神经梅毒;⑧全身浅表淋巴结肿大。

（3）三期梅毒:有以下几种表现。①皮肤、黏膜损害;②近关节结节;③心血管梅毒;④神经梅毒。

2. 获得性隐性梅毒

后天感染梅毒后未形成显性梅毒而呈无症状表现,或显性梅毒经一定的活动期后症状暂时消退,梅毒血清试验阳性,脑脊液检查正常,称为隐性(潜伏)梅毒。

3. 妊娠梅毒

妊娠梅毒是孕期发生的显性或隐性梅毒。

4. 先天性显性梅毒

先天性显性梅毒分为早期先天梅毒和晚期先天梅毒。早期先天梅毒患儿出生时即瘦小,出生后3周出现症状,全身淋巴结肿大,多有梅毒性鼻炎。出生后约6周出现皮肤损害。可发生神经梅毒,不发生硬下疳。晚期先天梅毒发生在2岁以后。

5. 先天潜伏梅毒

先天潜伏梅毒指患梅毒的母亲所生的患儿,未经治疗,无临床表现,但梅毒血清反应阳性。年龄小于2岁者为早期先天潜伏梅毒,大于2岁者为晚期先天潜伏梅毒。

四、健康指导 》》

(1)隔离指导:做好血液、体液隔离。

(2)休息指导:患者应卧床休息,症状明显好转后可逐渐增加活动量,生活作息规律,避免熬夜。

(3)饮食指导:给予高热量和高蛋白质、易消化饮食,少量多餐。

五、出院指导 》》

(1)加强健康教育和宣传,避免不安全的性行为。

(2)对患梅毒的孕妇,应及时给予有效治疗,以防止将梅毒传染给胎儿。未婚的梅毒感染者,治愈后再结婚。

(3)应注意劳逸结合,进行必要的功能锻炼,保持良好的心态,以利康复。

(4)自己的内裤、毛巾及时单独清洗,煮沸消毒,不与他人同盆而浴。

(5)在未治愈前应禁止性行为。如有发生,则必须使用安全套。患者治疗时其性伴侣也应进行检查和治疗。

第二节　钩端螺旋体病

一、简　介

钩端螺旋体病(简称钩体病)是由钩端螺旋体属的不同血清型致病性钩体引起的一种人畜共患病,是世界上流行较广的人畜共患病之一。其临床特点为高热、全身酸痛、乏力、球结膜充血、淋巴结肿大和明显的腓肠肌疼痛,可造成多器官衰竭甚至死亡。

二、流行病学

1. 传染源

鼠类和猪是最主要的传染源。

2. 传播途径

直接接触传播是主要的传播方式。接触感染动物的皮毛、排泄物及血液,或误食被钩体污染的水和食物,也可感染此病。

3. 易感人群

人群普遍易感,感染后对同型钩体产生较强免疫力,不同类型间无交叉免疫。本病具有明显的职业特点,农民、牧民、渔民、屠宰工人、野外工作者和下水道工人等为易感人群。

三、临床表现))

潜伏期为 7～13 天,平均为 10 天。

1. 早期(钩体败血症期)

早期为起病后 3 天内,主要为全身感染中毒的表现。起病急骤,畏寒、发热,体温高达 39～40℃,多呈稽留热,热程约 1 周,开始即有全身肌肉酸痛、关节疼痛及剧烈头痛、全身衰竭无力,重者卧床不起。肌痛剧烈,犹如刀割,尤其是腓肠肌、腰背肌的酸痛、压痛最为突出,影响站立及行走。眼结合膜充血,全身表浅淋巴结肿痛,以腹股沟淋巴结肿痛最为常见。

2. 中期(器官损伤型)

中期为起病后 3～10 天,为症状最明显的阶段,根据临床表现的主要特点分为 6 型。

(1)单纯型(又称流感伤寒型):此型最多见。临床表现似流感、上呼吸道感染或伤寒,出现咳嗽、血痰或咯血等肺出血的表现,无明显的脏器损害,病程 5～10 天,经治疗热退而愈。

(2)肺出血型:一般于病程第 3～4 天开始,是钩体病致死的主要类型。①肺出血轻型:咳嗽,痰中带血,肺部可闻及少许湿性啰音,X线片显示肺纹理增多,两肺散在点状或小片阴影。②肺弥漫出血型:患者病情突然恶化,出现严重的呼吸、循环功能障碍。

(3)黄疸出血型:一般于病程第4~8天出血,并有进行性黄疸、肾损害。急性肾衰竭是黄疸出血型的主要死亡原因。

(4)肾衰竭型:各型钩体病都可有不同程度肾损害的表现,但单纯肾衰竭型较少见,多与黄疸出血型并存。

(5)脑膜脑炎型:本型少见,病程第2~3天出现头痛、呕吐、颈抵抗(即克氏征阳性)等脑膜炎表现。

3. 后期(恢复期)

多数患者经2周左右症状逐渐消失而痊愈。少数患者可于此期出现症状,称后发症,包括后发热、眼后发症、反应性脑膜炎、闭塞性脑动脉炎。

四、健康指导

(1)休息指导:绝对卧床休息。对于烦躁患者,必要时给予镇静药,使其安静。生活上给予患者全面照顾。

(2)饮食指导:给予高热量、易消化的饮食,补充足够的水分和营养。

(3)准确记录出入量。钩体病是一个可引起多脏器损害的疾病,严重时可引起肾功能衰竭,所以观察患者尿液的性质尤为重要。

(4) 使用青霉素时,一般主张青霉素首剂5万U肌内注射,4h后10万U,慢慢增加到40万U,以防出现赫氏反应而加重病情。

(5) 补充体液,维持水、电解质平衡。注意输液速度,不宜过快,有肺大咯血的患者应更缓慢。

五、出院指导 》》

(1) 控制传染源:钩体病为人畜共患的自然疫源性疾病,加强田间灭鼠、家畜(主要为猪)粪尿的管理为主要措施,避免与可能受污染的水接触。

(2) 切断传播途径:改善环境,搞好环境卫生和消毒,在进行与疫水接触的劳动时,尽量穿长衣、长裤,并扎好袖口、裤脚,防止皮肤破损,减少感染机会。

(3) 预防接种及化学预防:对易感人群,在每年流行季节前半个月～1个月开始接种钩体菌苗,前后注射2次,相隔半月,可取得较高的保护率。化学预防采用多西环素200mg,在接触疫水期间每周口服1次,亦可有80%以上的保护率。

(4) 疾病知识指导:患者出院后还需注意休息,加强营养。出院1个月内如有视物模糊,出院2～5个月内出现发音不清、肢体运动障碍等后发症,应及时就医。

第三节 恙虫病

一、简介

恙虫病是由恙虫病立克次体（又称东方立克次体）引起的急性自然疫源性传染病。鼠类为主要传染源，恙虫幼虫（恙螨）为传播媒介。临床上以高热、皮疹、焦痂和淋巴结肿大为特征。

二、流行病学

1. 传染源

鼠类是主要传染源，患者一般不会成为传染源。

2. 传播途径

恙虫幼虫是本病的传播媒体。幼虫感染病原体后可经卵传代。受染的第二代幼虫叮咬鼠类或人体时，病原体即侵入宿主体内。

3. 易感人群

人群普遍易感。病后对同株病原体有持久免疫，对异株的免疫力仅维持数月。

三、临床表现))

潜伏期为4～21日,一般为10～12日。

(1)发热:起病急骤,体温迅速达39～40℃以上,伴有剧烈头痛、全身酸痛、食欲减退、恶心、呕吐、咳嗽、胸痛等。严重者有重听、谵妄、意识障碍等神经系统症状和心音低钝、奔马律、心律失常、心力衰竭等循环系统表现。患者颜面潮红,眼结膜充血,肺部可闻及干、湿啰音。肝脾轻度肿大,质软。起病第2周病情达高峰,第3周后体温逐渐降至正常,症状减轻直至消失。

(2)焦痂和溃疡:是恙虫病最具特异性的体征,恙螨叮咬后,机体出现粉红色丘疹继而形成水泡,水泡破裂,皮肤坏死,形成褐色或黑色焦痂。焦痂脱落后形成溃疡。绝大多数患者在腋窝、腹股沟、会阴等潮湿部位出现焦痂或溃疡,但也有少数病例无典型焦痂或溃疡,或部位比较隐蔽,如头皮等。

(3)皮疹:病程第2～8日出疹,为淡红色充血性斑丘疹或斑点疹,常散在性分布,全身多部位可见,以胸、背和腹部较多,向四肢发展,面部较少,手掌和足底无疹。压之褪色,无瘙痒,但皮疹消退后往往会留有色素沉着。皮疹也是多数患者就诊的原因。

(4)淋巴结肿大:是较为常见的症状之一,特别是腋下、腹股沟、颈部、耳后、腋窝等这些出现焦痂或溃疡部位附近的淋巴结多出现肿大,肿大淋巴结直到恢复期才正常。

四、健康指导

（1）隔离指导:在标准预防的基础上实施虫媒隔离。

（2）休息指导:发病早期应卧床休息,病情好转后下床适当活动。

（3）饮食指导:高热期间嘱患者进食高热量、高蛋白质、高维生素、清淡、易消化的流质、半流质饮食,避免刺激性食物,少量多餐。

（4）告知患者及家属保持焦痂与溃疡部位的清洁、干燥,不能强行撕脱痂皮,局部用0.5%碘伏进行消毒,防止感染。

（5）使用阿奇霉素治疗过程中,告知患者及家属观察有无胃肠道反应,同时告知患者不要自行调节输液滴速。

五、出院指导

（1）嘱患者出院后注意休息和营养,以增强体质。

（2）做好恙虫病防治知识的宣教,认真搞好室内外环境卫生,除杂草、灭鼠、消灭恙螨滋生地,喷洒灭虫剂杀灭恙螨。

（3）指导患者及家属做好个人防护,告知每年9月～11月是恙虫活动的高峰期,在此流行季节应避免在草地上坐卧、晾晒衣被。在流行区野外活动时,为防止恙虫叮咬,应注意保护自己身体暴露部位,捂紧领口、袖口和裤脚口,并在这些地方喷一些驱虫药,以防恙虫的叮咬。

（4）如果野外活动后出现长时间高热不退,且腰、腋窝、腹股沟等处出现焦痂,要警惕是否患上恙虫病,应及早就医。

参考文献

［1］ Organization W H , Safety W P . WHO guidelines on hand hygiene in health care［J］. Geneva World Health Organization, 2009.

［2］ 中华人民共和国卫生部.医院隔离技术规范：WS/T311-2009［S/OL］.［2009-12-01］. http://www.nhc.gov.cn/wjw/s9496/200904/40116/files/3f2c129ec8d74c1ab1d40e16c1ebd321.pdf.

［3］ 徐燕,周兰姝.现代护理学［M］.北京:人民军医出版社,2015.

［4］ 杜龙敏.医院隔离技术规范与标准预防实施和管理［J］.中国消毒学杂志,2015,32(3):261-264.

［5］ 苏萍.医务人员标准预防研究现状［J］.全科护理,2012,10(3):272-273.

［6］ 蒋红,鲍美娟,黄莺,等.传染病护理［M］.上海:复旦大学出版社,2015.

［7］ 陈燕,柯海萍.病原生物与传染性疾病病人护理［M］.杭州:浙江大学出版社,2016.

［8］ 尤黎明,吴瑛.内科护理学［M］.5版.北京:人民卫生出版

社,2013.

［9］吴烨青,肖和平. 吸烟与健康［J］. 国际结核病与肺部疾病杂志(中文版),2012,1(1):48-51.

［10］李天红,刘茜,王巧玲,等. 社区居民家庭药品安全管理现状调查［J］. 护理与康复,2017,16(7):720-723,726.

［11］徐玲,高晓阳. 压力性损伤定义和分期的研究进展［J］. 护理研究,2014,28(1):9-11.

［12］张雪林. 医学影像学［M］. 北京:人民卫生出版社,2004.

［13］陈灏珠,林果为,王吉耀. 实用内科学［M］. 14 版. 北京:人民卫生出版社,2013.

［14］刘沛. 传染病学［M］. 8 版. 北京:人民卫生出版社,2013.

［15］中华医学会感染病学分会艾滋病学组. 艾滋病诊疗指南2011 版［J］. 中华传染病杂志,2011,29(10):629-640.

［16］马亦林,李兰娟. 传染病学［M］. 5 版. 上海:上海科学技术出版社,2011.

［17］中国疾病预防控制中心. 全国狂犬病监测方案(试行)［EB/OL］.(2005-07-26)［2018-05-15］.http://www.chinacdc.cn/jkzt/crb/kqb/kqbjc/200508/t20050810_24178.html.

［18］中华医学会,中华中医药学会. 传染性非典型肺炎(SARS)诊疗方案［J］. 中华医学杂志,2003,83(19):1731-1752.

［19］陈士俊. 传染病学［M］. 8 版. 北京:人民卫生出版社,2013.

［20］Jann-Tay Wang . Severe acute respiratory syndrome［J］. Curr

Opin Infect Dis，2004，17（2）：143-148.

［21］Chan P K. SARS：clinical presentation，transmission，pathogenesis and treatment options. Clin Sci（Lond），2006，110（2）：193-204.

［22］中华人民共和国卫生部.人禽流感诊疗方案（2005版）［EB/OL］.（2005-08-11）［2018-05-23］http://www.nhc.gov.cn/xxgk/pages/viewdocument.jsp?dispatchDate=&staticUrl=/zwgkzt/wsbysj/200804/18740.shtml.

［23］程颖.埃博拉病毒病［M］.杭州：浙江大学出版社，2013.

［24］中华人民共和国国家卫生健康委员会疾病预防控制局.埃博拉出血热防控方案（第2版）［EB/OL］. 2014. http://www.nhc.gov.cn/jkj/s3577/201408/4df4931fb9174219813f3fcd0f54f65e.shtml.

［25］张岩，李忠.急性出血性结膜炎的病原学及研究现状［J］.中国疫苗和免疫，2011，17（6）：555-559.

［26］岳艳芳，岳艳芬，魏艳.急性出血性结膜炎的护理指导和预防［J］.中国现代药物应用，2014，8（12）：183.

［27］陈璇.传染病护理学［M］.北京：人民卫生出版社，2012.

［28］秦丽梅. 68例疟疾护理体会［J］.医药与保健，2015，15（10）：171.

［29］熊益权，陈清. 1978—2014年我国登革热的流行病学分析［J］.南方医科大学学报，2014，34（12）：1822-1825.

［30］郑雪. 45例黑热病患者的护理体会［J］.当代护士（专科版），2012，11（10）：21-22.

［31］张元芳，王琴.整体护理干预在黑热病患者中的应用效

果[J].实用医院临床杂志,2013,10(6):204-205.

[32] 贺洁,马永康,杨向东.钩端螺旋体病研究进展[J].医学动物杂志,2010,26(12):1110-1113.

[33] 严杰.医学微生物学[M].北京:高等教育出版社,2012.

[34] 冯建贞,刘鸿彬.钩端螺旋体病患者的治疗观察及护理干预[J].吉林医学,2013,34(35):7527-7528.

[35] 洪镭.恙虫病研究进展[J].江苏预防医学,2016,27(2):176-178.

[36] 纪晓燕,李花.恙虫病62例优质护理体会[J].淮海医药,2016,34(2):226-228.

[37] 付学霞.恙虫病引起肝损害的观察与护理[J].中国实用医药,2017,12(4):179-180.